住院医师超声医学PBL教学培训系列教程

胰腺疾病超声图解100例

总主编　姜玉新　何　文　张　波

主　编　吕　珂　蒋天安　王晓曼

副主编　桂　阳　范智慧　王　勇

总秘书　席雪华

人民卫生出版社

·北　京·

图书在版编目（CIP）数据

胰腺疾病超声图解 100 例 / 吕珂，蒋天安，王晓曼主编 . —北京：人民卫生出版社，2024.2
ISBN 978-7-117-35653-4

Ⅰ. ①胰… Ⅱ. ①吕…②蒋…③王… Ⅲ. ①胰腺疾病 —超声波诊断 —图解 Ⅳ. ①R576.04–64

中国国家版本馆 CIP 数据核字（2023）第 231639 号

| 人卫智网 | www.ipmph.com | 医学教育、学术、考试、健康，购书智慧智能综合服务平台 |
| 人卫官网 | www.pmph.com | 人卫官方资讯发布平台 |

胰腺疾病超声图解 100 例
Yixian Jibing Chaosheng Tujie 100 Li

主　　编：吕　珂　蒋天安　王晓曼
出版发行：人民卫生出版社（中继线 010-59780011）
地　　址：北京市朝阳区潘家园南里 19 号
邮　　编：100021
E - mail：pmph @ pmph.com
购书热线：010-59787592　010-59787584　010-65264830
印　　刷：人卫印务（北京）有限公司
经　　销：新华书店
开　　本：787 × 1092　1/16　印张：12
字　　数：292 千字
版　　次：2024 年 2 月第 1 版
印　　次：2024 年 3 月第 1 次印刷
标准书号：ISBN 978-7-117-35653-4
定　　价：95.00 元

打击盗版举报电话：010-59787491　E-mail：WQ @ pmph.com
质量问题联系电话：010-59787234　E-mail：zhiliang @ pmph.com
数字融合服务电话：4001118166　E-mail：zengzhi @ pmph.com

编　者（按姓氏笔画排序）

王　勇　中国医学科学院肿瘤医院　　范智慧　北京大学肿瘤医院

王延杰　北京大学肿瘤医院　　　　　周彤彤　中日友好医院

王晓曼　北京儿童医院　　　　　　　孟　华　北京协和医院

王浣钰　北京协和医院　　　　　　　胡志广　中国医学科学院肿瘤医院

邓　壮　浙江大学医学院附属第一医院　种静敏　北京儿童医院

成　超　浙江大学医学院附属第一医院　费秋婷　中国医学科学院肿瘤医院

吕　珂　北京协和医院　　　　　　　桂　阳　北京协和医院

任珍伟　中国医学科学院肿瘤医院　　贾琬莹　北京协和医院

江　瑜　北京儿童医院　　　　　　　龚萱桐　中国医学科学院肿瘤医院

孝梦甦　北京协和医院　　　　　　　梁　华　北京协和医院

李凤舞　北京儿童医院　　　　　　　彭晖晖　宁夏医科大学总医院

李京璘　北京协和医院　　　　　　　蒋天安　浙江大学医学院附属第一医院

张　璟　北京协和医院　　　　　　　韩　洁　中国医学科学院肿瘤医院

陈天娇　北京协和医院　　　　　　　谭　莉　北京协和医院

陈雪琪　北京协和医院　　　　　　　颜晓一　北京协和医院

邵禹铭　北京协和医院

编写秘书　陈天娇（兼）

　　"人民健康是社会文明进步的基础"。医学生的毕业后教育是整个医学教育体系中一个重要阶段，也是院校基础教育过渡到临床医学教育的桥梁，有助于刚毕业的医学生充实专业知识，加强医学实践，提高独立的临床思维能力和专业技术能力。

　　2014年6月30日，《关于医教协同深化临床医学人才培养改革的意见》的发布标志着我国临床医学教育发展进入新的历史阶段，意义重大，影响深远。经过多年的努力，目前已基本建成院校教育、毕业后教育、继续教育三阶段有机衔接的中国特色的标准化、规范化临床医学人才培养体系，即以"5+3"为主体的临床医学人才培养体系：5年临床医学本科教育后，再加3年住院医师规范化培训或3年临床医学硕士专业学位研究生教育。

　　超声医学科住院医师培养的核心是提高住培学员的自我学习能力和超声诊断思维能力，而目前的教学方式为理论授课和临床实践，缺乏激发医学生独立深度思考、解决问题的环节，且评估体系不完善，同时，使用的教材参差不齐，参考书籍深浅不一，无法满足标准化、规范化培养临床医学人才的目的。基于问题学习（PBL）的教学是以问题为学习起点，教师课前提出问题并围绕问题编写教案，学生通过查找资料，以小组协作的方式找到问题的答案，课后及时进行自我评价、小组评价，教师进行分析、总结的方式来进行教学，整个学习过程由学生主导，培养学生自我学习能力和超声诊断思维能力，与传统教学方法相比较，其优势显著。

　　中日友好医院超声医学科注重住培学员、进修生和研究生的培养，近年来，创新性地引入了有别于传统教学方式的PBL教学模式，取得了较好的效果。经过充分的材料准备和精心策划，科室组织超声领域各个亚专业专家编写了本套教材，共10册，内容包括住院医师超声医学PBL教案及甲状腺疾病、乳腺疾病、妇科疾病、产科疾病、外周血管疾病、胰腺疾病、腹部血管疾病、先天性心脏病、颅内血管疾病的典型病例，集中展示了PBL教学内容中所涉及的常规、典型、疑难、特殊疾病。该套教材的编写目的在于促进PBL教学方法在超声专业领域推广，辅助学生加深对相关专业知识的直观领悟和融会贯通。

　　感谢中日友好医院超声医学科及参与教材编写的各位专家、教授，感谢各位为超声医学教育所付出的辛勤努力。期待本套教材能够对提高住院医师自我学习能力和超声诊断思维能力起到推进作用，成为住院医师规范化培训过程中行之有效的辅助工具。由于编者经验有限，疏漏在所难免，敬祈各位专家、同行批评指正！

姜玉新　何　文　张　波

2023年11月

前　言

　　胰腺疾病的诊治仍是目前医学界公认的难题之一。得益于影像技术的发展进步,对胰腺疾病的研究日益深入,超声检查在胰腺疾病早期发现、诊断分期、治疗效果评估等方面已经发挥并将继续发挥重要作用。

　　如今,经典的经腹超声已经可以提供较为精准的胰腺、胰周组织以及周围血管声像图;内镜超声则实现了病灶超声成像分辨率的提升;超声造影微血管成像,超声引导下穿刺活检、置管、引流、消融治疗等新技术的联合应用更已成为提升胰腺疾病诊治水平的有力临床工具。

　　胰腺解剖位置深,超声检查难度大,对操作者技术要求高,这导致很多年轻医师对胰腺超声检查认识不足,因此,规范化的培训和经验的积累对于安全有效的胰腺超声检查必不可少。

　　本书很荣幸邀请到了我国胰腺疾病超声诊断中颇负盛名的数位专家倾力相助,遴选各参编医院极具代表性的病例,内容涵盖胰腺的先天异常、实性肿瘤、囊性肿瘤、炎性疾病及其他罕见疾病。本书既传达了我们多年的诊断经验,也包含若干诊疗过程中的教训与心得,力图以病史、实验室检查、影像学检查及超声诊断分析、临床处理简介、最终诊断确认等内容,全面、系统、清晰地展示每个病例的诊疗过程。尤为重要的是,本书作者对病例逐一进行了专业点评,旨在通过深入分析,提高读者对胰腺疾病的认识,为临床工作提供帮助。

　　本书作为国家自然科学基金项目(82171968)及北京协和医院中央高水平医院临床科研专项项目——胰腺肿瘤"四早"防治体系的建立与关键技术和策略研究(2022-PUMCH-D-001)的研究成果,成书过程中,编写组得到了众多超声领域权威专家及中坚力量的大力支持。各位编委长期工作在临床一线,具有丰富的诊断经验,为编写本书付出了艰辛的劳动。在此,我们对参与本书编写、审校工作的所有编委及工作人员致以诚挚的谢意。

　　诚盼各位读者朋友通过此书能够获得临床工作方面的经验和帮助,更希望借此书增进业内沟通交流。限于编委的认识水平等,本书难免存在不足和疏漏之处,望广大读者不吝赐教指正,以期共同促进胰腺疾病超声诊断的发展。

吕　珂　蒋天安　王晓曼

2023 年 11 月 20 日

目　录

病例 1

【病史】男,6月龄,7天前无明显诱因出现便中带血。在当地医院行腹部超声检查示急性肠套叠,未予特殊诊治。

【实验室检查】未见明显异常。

【其他影像学检查】气灌肠:右上腹可见包块影。

【超声表现】上腹部超声声像图见图 1-1。

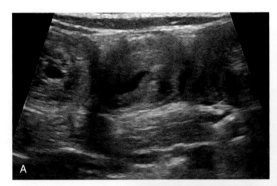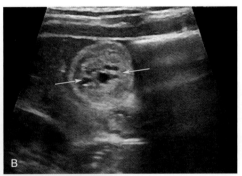
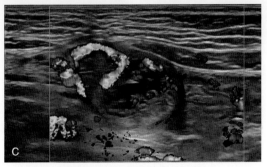

图 1-1　上腹部超声声像图

A. 右上腹可见同心圆征象,鞘部肠壁增厚;B. 头端腔内可见一大小约 1.5cm×1.4cm 的中等回声结节
(箭头所示),内可见多发小囊腔;C. 结节内血流信号分布不规则。

【超声诊断】继发性肠套叠(息肉继发)。

【超声诊断依据】套入部头端结节内见囊腔结构,并有血流信号,因此首先考虑息肉这一常见病。

【推荐】手术治疗。

【最终诊断】手术所见:回盲部约 40cm 处小肠段可见一肠套叠,套入部肠腔内有一肿物,触诊为实性,大小约 1.5cm×1.0cm。病理诊断:小肠(回肠)胰腺异位。黏膜下和肌层见异位的胰腺腺体及导管。

【点评】异位胰腺为先天畸形,表现为中等回声结节,内部小囊腔结构为扩张的导管。常位于胃及十二指肠,少部分位于空肠、回肠。空肠、回肠的异位胰腺可继发肠套叠。当继发套叠的异位胰腺结节内有小囊腔结构时易误诊为息肉继发套叠,应注意鉴别。

（江　瑜、王晓曼）

病例 2

【病史】女,39岁,孕24周,行超声检查。

【实验室检查】未见明显异常。

【其他影像学检查】无。

【超声表现】胎儿上腹部超声声像图(图2-1)可见双泡征,侧动探头显示两个无回声区相连。羊水最深约7.2cm。

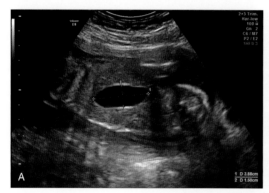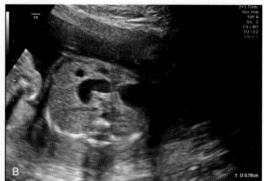

图2-1　胎儿上腹部超声声像图

A. 胃泡增大,大小约3.9cm×1.7cm×1.5cm;B. 上腹部双泡征,十二指肠近端增宽,宽约0.79cm。

【超声诊断】典型的胎儿上腹部"双泡征",十二指肠近端增宽,十二指肠梗阻可能。

【超声诊断依据】胎儿在24周超声检查时,呈典型的"双泡征",同时合并羊水偏多,提示胎儿存在十二指肠梗阻。

【推荐】出生后手术治疗。

【最终诊断】患儿出生后于外院行手术治疗,开腹后确认十二指肠梗阻为环状胰腺所致,行"肠管旷置术"。

【点评】环状胰腺是先天性十二指肠梗阻的病因之一,患儿出生后主要临床表现为呕吐。多数孕妇在孕20周后行产前超声筛查时出现胎儿上腹部"双泡征"等征象。仅依靠环状胰腺的产前筛查超声表现,不易与其他导致十二指肠梗阻的疾病相鉴别,需依赖手术确诊。

（王浣钰、孟　华）

病例3

【病史】女婴,在22周胎龄排畸检查时发现十二指肠近段扩张,出生后2小时发现手足青紫,当地医院未予特殊处理,来院就诊。

【实验室检查】未见明显异常。

【其他影像学检查】胸腹联合位X线检查:中上腹"双泡征",见图3-1。

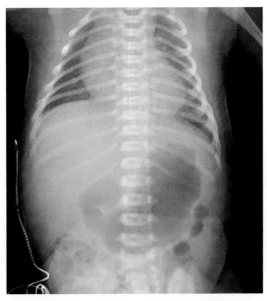

图3-1 胸腹联合位X线检查图像

【超声表现】上腹部超声声像图见图3-2。

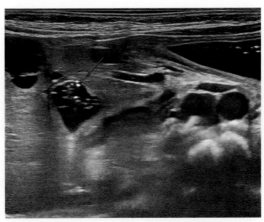

图3-2 上腹部超声声像图
胃及十二指肠降段积液扩张,扩张处可见胰腺C形卡压
(箭头所示)。十二指肠降段于胰头区变细,内容物通过受阻。

【超声诊断】环状胰腺导致十二指肠降段梗阻。

【超声诊断依据】胃及十二指肠降段积液扩张,胰头处呈 C 形环绕十二指肠。

【推荐】手术治疗。

【最终诊断】手术示扩张十二指肠肠壁较肥厚,远端肠管细小,粗细交界处可见胰腺呈环形包绕肠管形成梗阻。

【点评】环状胰腺是造成新生儿十二指肠梗阻的原因之一,梗阻位置位于十二指肠降段中部,若能明确看到胰腺的 C 形或环形卡压则可明确诊断。主要与十二指肠膜式狭窄鉴别,两者都表现为十二指肠梗阻,膜式狭窄的十二指肠腔内可见到高回声隔膜结构,且位置通常在降段与水平段衔接处,略低于环状胰腺的梗阻位置。

(江　瑜、王晓曼)

病例 4

【病史】男,38^{+2} 周经阴道分娩,孕期超声提示十二指肠闭锁,出生后呼吸急促。出生后 1 分钟阿普加(Apgar)评分为 9 分(皮肤颜色 1 分),出生后 5 分钟和 10 分钟 Apgar 评分均为 10 分。遂转入新生儿科治疗,出生后观察患儿腹部略膨隆,无呕吐。

【其他影像学检查】立位腹平片见胃、十二指肠球部扩张明显,十二指肠降部未见明显显影,延迟摄片小肠内可见造影剂显影。目前考虑十二指肠不全梗阻,膜状闭锁? 环状胰腺? 狭窄?

【超声表现】胃充盈后行胃十二指肠超声检查,贲门口通过顺利,贲门、胃底、胃体、胃窦显示清晰,黏膜层、肌层及浆膜层结构清,黏膜面光滑,幽门管可见开放。十二指肠降部可见扩张充盈,肠内可见逆蠕动,至十二指肠水平段狭窄,探查过程中可见细线状液体通过。结果见图 4-1。

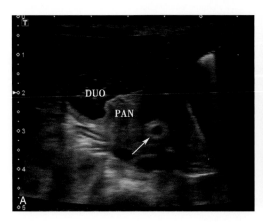
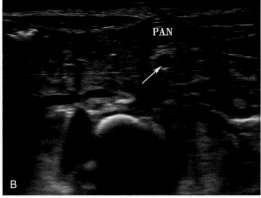

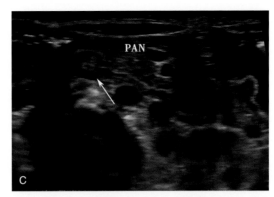

PAN. 胰腺;DUO. 十二指肠。

图 4-1　完全性环状胰腺超声声像图

A.胰头部横断面,可见扩张的十二指肠;B.胰头部横断面;

C.胰腺长轴。箭头所示为被胰头包绕的十二指肠。

【超声诊断】十二指肠狭窄,环状胰腺?

【超声诊断依据】十二指肠降部扩张,而水平段狭窄,狭窄段仍见线状液体通过,考虑梗阻部位位于降部与水平段交界处。

【推荐】患儿一般情况可,有手术指征,可择期手术。

【最终诊断】患儿全麻下行"十二指肠侧侧吻合术"。术中可见十二指肠降部扩张明显,水平段肠壁瘪陷,挤压十二指肠扩张处向远端减压,气体不能通过,远端十二指肠无充气,可见胰腺环形包绕于十二指肠降部与水平段交界处,诊断为环状胰腺。

【点评】患儿孕期超声提示十二指肠闭锁,而消化道造影及胃十二指肠超声均提示十二指肠降部与水平段间存在狭窄、梗阻,结合影像学检查及术后所见,环状胰腺诊断明确。

（彭晖晖、吕　珂）

病例 5

【病史】男,12 岁,4 天前上腹部撞于自行车车把后出现腹痛,伴呕吐。

【实验室检查】AMY 840U/L(35~135U/L)。

【其他影像学检查】CT 检查提示胰腺颈体交界部欠连续,其间及周围积液;小网膜囊、肠系膜水肿改变。

【超声表现】上腹部超声声像图见图 5-1。

【超声诊断】胰腺断裂伤,胰腺前方局限积液,大量血性腹水。

【超声诊断依据】胰腺实质不连续,周围包裹积液。

【最终诊断】胰腺断裂伤。

【点评】学龄儿童上腹部被车把撞伤后易损伤胰腺,使用高频探头扫查患儿的胰腺,大部分情况下,超声图像可清晰显示胰腺的断裂处,从而明确诊断。

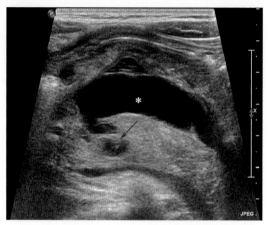

图5-1 上腹部超声声像图
胰腺颈体交界处断裂(箭头所示),胰腺前方可见局限积液
(*所示),延续进断裂处,伴周围软组织肿胀。

（江 瑜、王晓曼）

病例6

【病史】男,5岁,中上腹疼痛9小时,伴呕吐1次。
【实验室检查】AMY 916U/L(35~135U/L)。
【其他影像学检查】无。
【超声表现】上腹部超声声像图见图6-1。

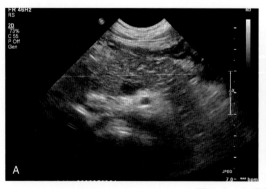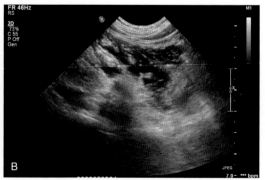

图6-1 上腹部超声声像图
A.胰腺肿胀,体部厚约1.7cm,回声粗糙,边缘不规则;B.周围网膜肿胀,可见片状渗出。

【超声诊断】急性胰腺炎。

【超声诊断依据】胰腺肿胀,回声粗糙,边缘不规则,可见小网膜囊包裹积液。

【推荐】内科保守治疗。

【最终诊断】急性胰腺炎(轻型)。

【点评】胰腺肿胀并小网膜囊肿胀积液可提示胰腺炎的存在。轻型胰腺炎采用保守治疗,但儿童的一个常见病因是胆道畸形继发(包括先天性胆道扩张、胆胰管合流异常),因此超声能否及时检测出胆道异常,对治疗有重要意义,同时也可避免患儿反复出现胰腺炎。

(李凤舞、王晓曼)

病例 7

【病史】女,42岁,2天前饮用2瓶啤酒后出现腹胀,无腹痛、恶心、呕吐,未重视。一天前出现恶心,呕吐3次,呕吐物为胃内容物,随即出现持续上腹部疼痛,呈胀痛,排气减少。就诊于当地医院,腹部超声示:胆囊体积增大,胰腺显示不清。腹部CT平扫示:胰腺周围渗出明显。给予止痛治疗(具体药物不详),未见明显缓解,遂来院就诊。

【实验室检查】WBC $30.66 \times 10^9/L$ $(3.5 \times 10^9 \sim 9.5 \times 10^9/L)$,NEUT% 92.5%(50%~75%),AMY 648U/L(35~135U/L),LIP 13 933U/L(2~52U/L)。

【其他影像学检查】CT检查结果见图7-1。

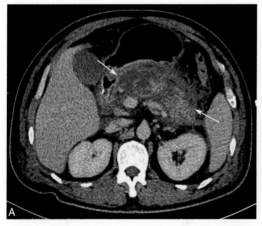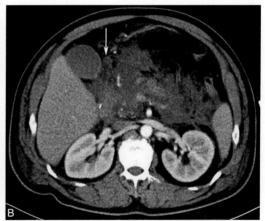

图 7-1　急性重症胰腺炎 CT 图像

A. 胰腺肿大、密度欠均、边界不清(箭头所示);B. 周围脂肪密度增高,胰腺周围多发渗出(箭头所示)。

【超声表现】超声检查可见胰腺回声欠均,胰头厚约3.4cm,胰体厚约2.0cm,主胰管未见明显扩张,胰尾受肠气遮挡显示不清。胰腺周围见混合回声,9.1cm×6.7cm×2.3cm,以无回声为主,形态欠规则,边界欠清,内见少许低回声及中高回声分隔(图7-2),彩色多普勒血流成像(CDFI):未见明确血流信号。

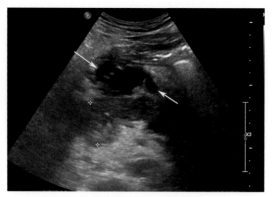

图 7-2 急性重症胰腺炎超声声像图
胰腺回声欠均,胰腺周围见混合回声(箭头所示),
内见少许低回声及中高回声分隔。

【超声诊断】胰腺体积增大,回声欠均;胰腺周围囊性为主混合回声,胰周渗出不除外,以上考虑急性胰腺炎所致改变。

【超声诊断依据】胰腺弥漫性肿大、回声欠均,胰腺周围多发渗出。

【推荐】内科保守治疗。

【最终诊断】患者 CT 及超声结果提示胰腺肿大、胰周多发渗出,实验室检查提示胰酶明显升高,结合饮酒史及胆囊炎病史,临床诊断急性重症胰腺炎,病因学考虑可能为酒精性胰腺炎,不除外胆源性胰腺炎。

【点评】该患者病程急,进展快,腹痛明显,淀粉酶、脂肪酶明显升高,腹部 CT 示胰周多发渗出,超声检查发现胰腺肿大、回声欠均,胰腺周围见混合回声,考虑渗出,临床症状、实验室检查及影像学表现均支持急性胰腺炎的诊断。予禁食、抑酸、补液治疗后胰酶恢复正常,症状明显减轻。

(颜晓一、张 璟)

病例 8

【病史】男,4岁,急性淋巴细胞白血病,化疗期间出现轻微腹痛,触诊腹部稍韧,轻压痛。

【实验室检查】未见明显异常。

【其他影像学检查】无。

【超声表现】上腹部超声声像图见图 8-1。

【超声诊断】坏死性胰腺炎并假性囊肿形成。

【超声诊断依据】胰腺肿胀,实质回声不均匀,出现低回声区,胰腺周围可见胰腺假性囊肿。

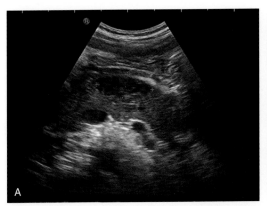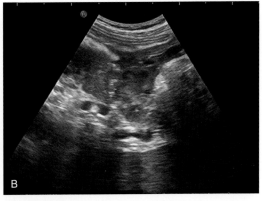

图 8-1　上腹部超声声像图

A. 胰腺肿胀,体部厚约 1.6cm,体尾部回声不均,实质内可见不规则低回声区,范围 2.1cm×0.9cm;
B. 体尾部周围可见包裹液区,透声差,范围 4.0cm×5.0cm×6.5cm。

【推荐】内科保守治疗。

【最终诊断】重症坏死性胰腺炎。

【点评】血液病患儿化疗期间的药物性胰腺炎是儿童胰腺炎的常见原因之一。化疗药物导致的胰腺炎可轻可重。重型胰腺炎可看到胰腺肿胀,轮廓模糊,胰腺实质回声不均匀,边缘不光整,周围软组织肿胀明显,并可有胰腺假性囊肿形成。

（李凤舞、王晓曼）

病例 9

【病史】女,38 岁,体检发现肿瘤标志物异常,腹部超声提示胰腺占位,无腹痛、腹泻、恶心、呕吐,未见明显黄疸。8 个月前患黏膜相关淋巴组织淋巴瘤,曾行利妥昔单抗靶向治疗,现口服泽布替尼治疗。3 个月前行乳腺肿物切除手术,病理回报乳腺原位癌。

【实验室检查】CA72-4 20.6U/ml(≤9.8U/ml),CA125 109.0U/ml(≤35.0U/ml),CA19-9 35.7U/ml(≤34.0U/ml)。

【其他影像学检查】腹盆增强 CT 提示:肝脏表面光整,大小、形态未见明显异常,肝实质内未见明确异常强化密度影。胆囊不大,壁不厚。胰腺走行可,未见明显异常强化区,周围脂肪层清楚。脾不大,质均匀。PET/CT 检查结果见图 9-1。

【超声表现】常规超声及超声造影(CEUS)检查结果见图 9-2。

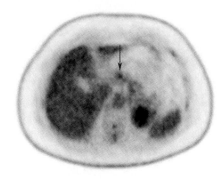

图 9-1　PET/CT 图像
胰腺颈部局部密度稍低,片状放射性摄取增高(箭头所示)。

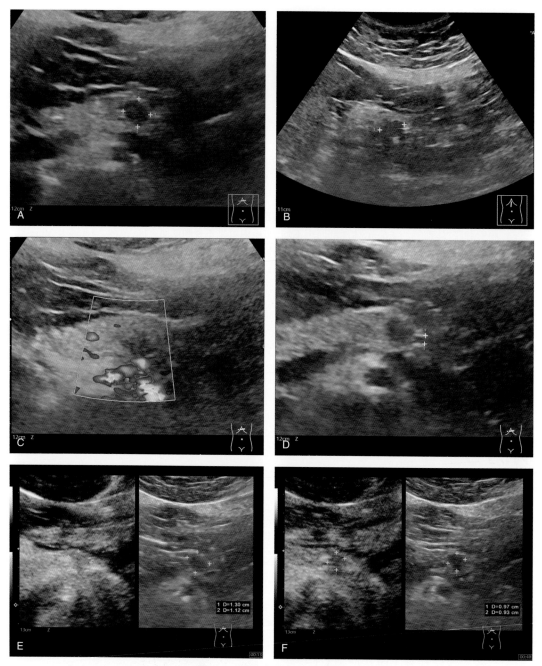

图 9-2　胰腺占位超声声像图

横切面（A）及纵切面（B）灰阶超声,胰腺颈部可见低回声,大小 1.5cm×1.1cm×1.1cm,边界欠清;彩色多普勒（C）显示未见明确血流信号;远端胰管稍扩张,宽约 0.27cm（D）;CEUS 动脉期（E）示周边向心增强,达峰时强度低于周边胰腺实质,分布尚均匀;CEUS 静脉期（F）示快速减退,呈低增强。

【超声诊断】胰腺颈部低回声病灶,CEUS 提示低增强,需除外恶性病变,建议超声引导下穿刺活检。

【超声诊断依据】患者女性,肿瘤标志物轻度升高,胰腺颈部新发现胰腺低回声病变,边界欠清,远端胰管扩张,造影提示快速减退及低增强,需首先除外胰腺恶性病变。

【推荐】经皮超声引导下穿刺活检。

【最终诊断】穿刺病理:(胰腺液基、涂片)未见肿瘤细胞,仅见少量淋巴细胞,细胞量少。考虑病灶较小,为提高活检准确性,行腹腔镜下活检,术中超声探查于胰颈部可见大小约1.5cm×1.2cm分叶状肿物,边界不清。超声引导下3次穿刺胰腺肿物送冰冻病理均提示未见肿瘤细胞。术后半年内多次复查超声,低回声逐步减小(图9-3),大小约0.7cm×0.6cm。

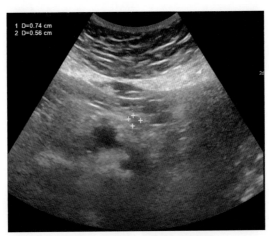

图9-3　胰腺占位超声随访图

【点评】该病例患者为中青年女性,肿瘤标志物轻度升高,体检新发现胰腺颈部占位性病变,且患者既往淋巴瘤及乳腺癌病史,须首先除外恶性病变,因胰腺癌常表现为动脉期快速不均匀低增强,静脉期早于胰腺实质减退,而胰腺炎性病变CEUS动脉期一般与周边实质同步等增强,静脉期同步减退。该病例胰腺炎性病变的常规超声及CEUS表现不典型,可能与患者服用靶向化疗药物及近期内乳腺手术史有关。

（周彤彤、吕　珂）

病例 10

【病史】男,43岁,发现皮肤巩膜黄染半月,外院CT提示胰头颈部病变,累及胆总管胰腺段及十二指肠降段,胰周广泛渗出改变。为进一步诊治入院。

【实验室检查】NEUT% 72.5%(50%~70%),TBIL 35.9μmol/L(1.7~20.0μmol/L),DBIL 31.1μmol/L(≤6.0μmol/L),ALT 79U/L(≤40U/L),GGT 479U/L(10~50U/L),CA19-9、CEA检测值均在正常范围。

【其他影像学检查】MRI检查结果见图10-1。

【超声表现】常规超声及CEUS检查结果见图10-2。

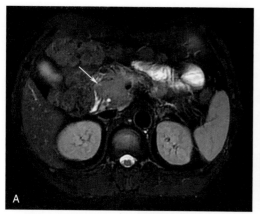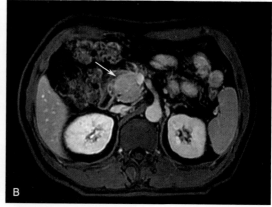

图 10-1　胰腺占位增强 MRI 图像

A. 轴位 T_2WI 示胰头增大,局部可见不规则稍长 T_1 稍长 T_2 信号胰腺肿物(箭头所示),边界不清;B. 增强 MRI 示胰腺肿物(箭头所示)增强扫描呈渐进性强化,与肠系膜上动静脉分界不清,胰管略扩张,胆总管下段狭窄,其上游肝内外胆管扩张。

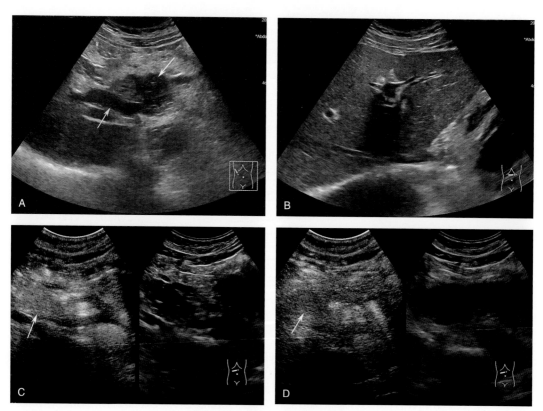

图 10-2　胰腺占位超声声像图

灰阶超声(A)示胰头增大呈低回声(白箭头所示),范围约 3.8cm×3.5cm,与周围结构界限不清晰,胆总管下段狭窄,上游胆管扩张(黄箭头所示);灰阶超声(B)示肝内胆管轻度扩张;CEUS 动脉期(C)及静脉期(D),病变区域(箭头所示)与周围实质呈同步等增强及减退。

【超声诊断】胰头区低回声,炎性病变可能。

【超声诊断依据】胰头区占位特征:实性、低回声,与周围结构界限不清晰,CEUS 表现为与周围胰腺实质呈同步等增强及减退。

【推荐】建议超声引导下穿刺活检。

【最终诊断】穿刺病理显示送检胰腺组织内可见大量淋巴、浆细胞浸润,伴间质显著纤维化,免疫组化结果不支持 IgG4 相关性硬化性病变,倾向非特异性炎性改变。患者于抗生素抗感染治疗后 3 个月复查,DBIL 降至 13μmol/L,血常规、TBIL、ALT、GGT 均恢复正常。

【点评】该患者为中年男性,临床表现为梗阻性黄疸,实验室检查 CA19-9 正常,超声检查发现胰腺肿大伴胰头部占位,边界不清,定性诊断困难,CEUS 的同步增强及减退提示炎性病变可能性大,患者行穿刺活检,病理倾向非特异性炎性改变,经抗感染治疗后 3 个月复查,病情明显缓解,亦支持胰腺炎的诊断。

(范智慧、王延杰)

病例 11

【病史】女,64 岁,因腹部不适,在外院行 CT 检查,发现胰头占位来院就诊。

【实验室检查】CA19-9、CEA 检测值均在正常范围。

【超声表现】常规超声及 CEUS 检查结果见图 11-1。

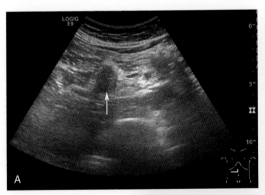
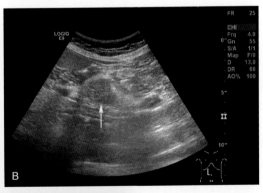
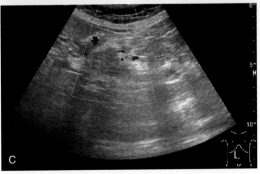

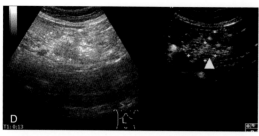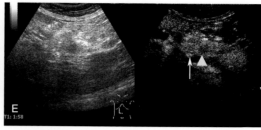

图 11-1　胰头病变超声声像图

横切面（A）及纵切面（B）灰阶超声,胰头肿大(箭头所示),回声减低,边界欠清;CDFI 示胰头病灶未见明显血流信号（C）;CEUS 动脉期（D）示胰头大部分呈等增强,局部见小片状低增强(三角所示);CEUS 静脉期（E）示胰头仍呈等增强(箭头所示),局部呈小片状低增强(三角所示)。

【超声诊断】胰头病变,炎症? 局部低增强区,不除外恶性。

【超声诊断依据】灰阶超声示胰头回声减低,边界欠清,与胰腺癌鉴别困难。CEUS 动脉期及静脉期病灶大部分呈等增强,考虑为炎症,周边局部片状低增强区,不除外局部恶变。

【推荐】建议超声引导下穿刺活检。

【最终诊断】穿刺病理诊断为慢性非特异性炎性改变(图 11-2)。

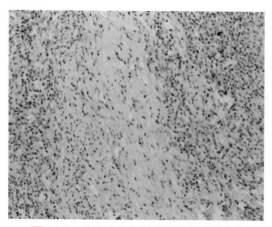

图 11-2　胰头病变穿刺病理图(HE 染色)

【点评】随着诊断经验的积累,CEUS 显示等增强伴周边局部低增强(低增强的范围一般不超过病变的 1/3)的强化模式更多的为局灶性胰腺炎,局部低增强可能和慢性炎症的少量渗出有关。而胰腺癌 CEUS 动脉期往往表现为周边强化,内部呈片状低增强区(低增强区的范围较大,可超过胰腺病变的 1/2),增强模式的不同有助于鉴别两者。

(范智慧、王延杰)

病例 12

【病史】女,17 岁,糖尿病病史 4 年,来本院行腹部常规超声检查发现胰腺异常。患儿 9 年前曾患胰腺炎。

【实验室检查】AMY 141U/L(35~135U/L)。

【其他影像学检查】无。

【超声表现】上腹部超声声像图显示主胰管增宽,外径 0.6cm(图 12-1)。

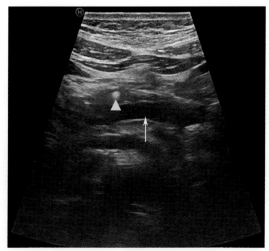

图 12-1　上腹部超声声像图

胰腺实质明显变薄,回声粗糙,主胰管增宽(箭头所示),主胰管内
及实质内(分支胰管)可见多发结石(三角所示),后伴声影。

【超声诊断】慢性胰腺炎。

【超声诊断依据】胰腺实质变薄,胰管扩张,胰管内结石。

【最终诊断】慢性胰腺炎。

【点评】超声显示胰腺体积萎缩,实质回声粗糙,胰管扩张并腔内结石或蛋白栓子,可提示慢性胰腺炎改变。部分病例起病隐匿,需要仔细询问病史。

(李凤舞、王晓曼)

病例 13

【病史】男,63 岁,自 1998 年起反复发作剑突下阵发性隐痛 20 余年,多于饮酒后出现,平均 6~7 次 / 年,多次影像学检查提示胰腺多发钙化灶、胰管扩张、胰腺多发囊肿,后期出现梗阻性黄疸。2018 年 2 月行胆囊切除术,病理结果示慢性胆囊炎、胆囊结石;2018 年 4 月行内镜逆行胰胆管造影(endoscopic retrograde cholangiopancreatography,ERCP),内镜下十二指肠乳头括约肌切开术 + 胆管腔内超声术 + 胆道支架置入术,刷检病理无肿瘤学证据。

【实验室检查】ALT 125U/L(9~50U/L),DBIL 9.8μmol/L(≤6.8μmol/L),LIP 534U/L(73~393U/L),AMY、IgG4、CA19-9、CEA 检测值均在正常范围。

【其他影像学检查】胰腺薄层扫描 + 三维重建 CT 结果见图 13-1。

【超声表现】超声检查结果见图 13-2。

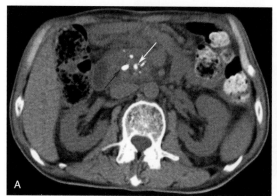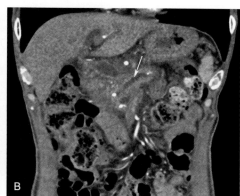

图 13-1　胰腺薄层扫描 + 三维重建 CT 图像

A. 红色箭头示胆管支架,白色箭头示胰腺内多发钙化灶,部分呈簇状分布;
B. 胰体尾部萎缩,胰管扩张(箭头所示)。

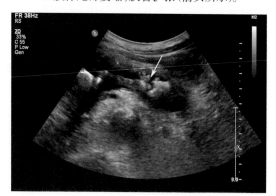

图 13-2　胰腺超声声像图

胰腺组织回声不均,内见多个点状强回声,主胰管增宽,
宽约 0.5cm,内见多个团块状强回声(箭头所示)。

【超声诊断】胰腺弥漫性病变伴主胰管扩张及结石形成,符合慢性胰腺炎表现。

【超声诊断依据】胰腺体尾部萎缩,实质回声不均,内见多发钙化灶,部分呈簇状分布,胰管扩张伴胰管内结石。

【推荐】随访观察。

【最终诊断】患者长期反复剑突下疼痛,影像学提示胰腺体尾部萎缩、胰腺多发钙化及主胰管不均匀扩张,同时有长期酗酒、胆管结石等慢性胰腺炎的危险因素,临床诊断慢性胰腺炎,未行穿刺。

【点评】患者中老年男性,慢性病程,以腹痛起病,反复发作。影像学见胰腺多发钙化,胰管扩张,曾有假性囊肿形成,胆囊结石,胆总管末端结石;胆管腔内超声示胆总管下段管壁均匀性增厚;胆管毛刷、穿刺病理未见异型细胞。已行胆囊切除术。既往有长期酗酒、吸烟史。结合病史、影像学资料,考虑慢性胰腺炎诊断明确,病因可能与酗酒、胆管结石相关。

(感谢王亮医师提供本例图片)

（颜晓一、张 璟）

病例 14

【病史】男,38 岁,反复腹痛半年余,发现胰头占位 7 天余,为明确诊断就诊。

【实验室检查】CA19-9 52.1U/ml($\leqslant$37.0U/ml),CEA、ALT、AST、GGT、TBIL、DBIL、CRP、AMY、IgG4 检测值均在正常范围。

【其他影像学检查】增强 CT 检查结果见图 14-1。

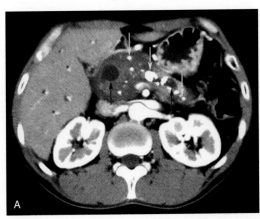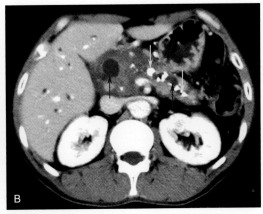

图 14-1　胰腺增强 CT 图像

动脉期(A)及门脉期(B)CT 图像示胰腺轮廓欠光整,胰头稍大,实质内见多发结节状、斑点状高密度影(黄色箭头所示),胰头胆总管周围、胰颈部多发类圆形无增强低密度影(红色箭头所示),胰管扩张。结论:慢性胰腺炎,胰管多发结石,胰管扩张,胰头部多发假性囊肿。胰腺段胆总管狭窄继发肝内胆管扩张。

【超声表现】常规超声检查结果见图 14-2。

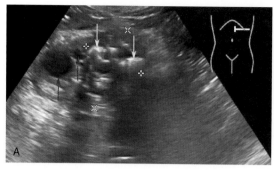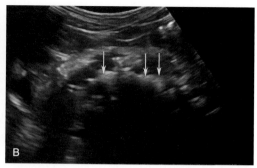

图 14-2　胰腺占位超声声像图

胰腺外形增大,胰腺头部为甚,实质回声减低,内见多发强回声,部分后方伴声影,主胰管增宽,内见多发强回声,后方伴声影(A、B,黄色箭头所示);A.胰腺内见多发囊性灶(A),较大一枚位于胰头部(红色箭头所示),大小约 2.3cm×2.1cm,边界清,内透声佳。

【超声诊断】胰腺实质回声改变,考虑慢性胰腺炎伴胰管多发结石。胰腺周围多发假性囊肿形成。

【超声诊断依据】全胰外形增大,边界清晰,胰管腔内见多发强回声,后伴声影。胰腺内及周围见多发囊性暗区,内透声可,考虑假性囊肿形成。

【推荐】建议穿刺活检明确病理。

【最终诊断】穿刺病理:纤维组织增生伴胶原化及少量慢性炎细胞浸润,未见明确肿瘤性证据。

【点评】患者年轻男性,反复发作腹痛。超声表现胰腺肿大、回声减低,边界尚清,可见坏死灶。胰管扩张伴多发结石。穿刺活检明确病理时应避开明显扩张胰管,避免胰瘘发生,同时避开囊性暗区,避免取到过多坏死组织导致病理无法明确。必要时可行囊液细针抽吸检验 CA19-9 及 CEA 以帮助诊断囊液性质。

(成　超、蒋天安)

病例 15

【病史】男,40 岁,一年前过量饮食后出现反复上腹痛,在当地医院诊断为"急性胰腺炎",予抗炎、补液等对症治疗后好转。半年前患者暴饮暴食后再次出现上腹痛,在当地医院行急诊腹部 CT,结果示胰腺肿胀、体尾部腺体密度明显减低、胰腺周围脂肪间隙模糊,诊断为"急性胰腺炎",对症治疗后症状逐渐缓解。为进一步明确诊断,来院就诊。

【实验室检查】AMY、LIP、IgG4、CA19-9、CEA、CA242 检测值均在正常范围。

【其他影像学检查】胰腺薄层扫描+三维重建 CT 图像见图 15-1,初步考虑胰腺尾部占位,慢性胰腺炎可能,不能完全除外恶性。

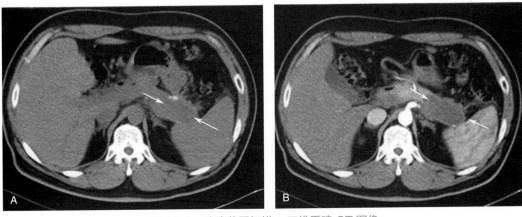

图 15-1 胰腺薄层扫描 + 三维重建 CT 图像

A. CT 平扫示胰腺尾部占位（白色箭头所示），周边可见多发钙化影（红色箭头所示），周边脂肪间隙模糊；
B. 增强 CT 示胰腺病灶未见明显强化（箭头所示）。

【超声表现】常规超声及 CEUS 检查结果见图 15-2。

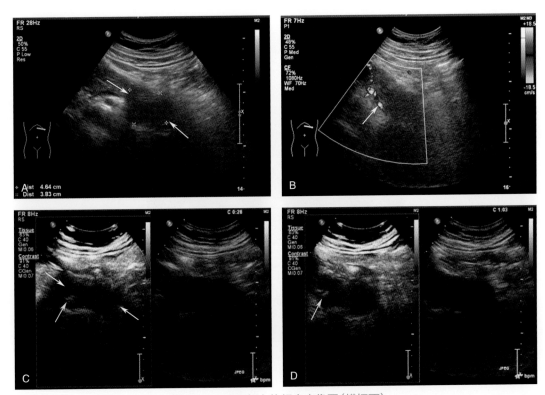

图 15-2 胰尾部占位超声声像图（横切面）

A. 灰阶超声：胰尾部占位呈低回声（箭头所示），大小约 4.6cm×3.8cm，形态不规则，边界不清；B. CDFI：病变区域内未见明确血流信号，病变累及脾动脉（箭头所示）；C. CEUS 动脉期：病变区域（白色箭头所示）大范围呈无增强，仅周边见少许等增强（黄色箭头所示）；D. CEUS 静脉期：周边增强区域呈同步减退（箭头所示）。

【超声诊断】胰腺尾部低回声,周边少许等增强伴大部无增强区,炎性改变可能。

【超声诊断依据】胰尾部占位超声特征:胰腺尾部呈低回声,形态不规则,边界不清,病变累及脾动脉,动脉期仅周边可见少许等增强,病灶大部分区域无增强,静脉期同步减退。

【推荐】超声引导下穿刺活检。

【最终诊断】患者行超声引导下穿刺细胞学检查,病理结果示未见有形细胞成分,患者为进一步治疗行胰体尾+脾切除术,术后病理结果示慢性胰腺炎,部分区域大片退变坏死。

【点评】患者中年男性,慢性病程,以腹痛起病,反复发作,多次诊断为"胰腺炎"。腹部增强 CT 示胰尾囊实性占位,未见明显增强,同时病灶周围可见多发钙化影,CEUS 提示"胰尾低回声伴大片无增强区",与患者手术病理"慢性胰腺炎,大片退变坏死"一致,病因可能与暴饮暴食相关。

(颜晓一、张 璟)

病例 16

【病史】女,31 岁,上腹部疼痛一月余,反复发热 10 余天。

【实验室检查】未见明显异常。

【其他影像学检查】增强 CT 见图 16-1。

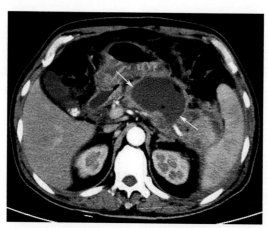

图 16-1 胰腺增强 CT 图像
胰腺体尾部混合密度团(箭头所示)。

【推荐】建议行超声内镜检查(endoscopic ultrasonography,EUS)引导下胰腺假性囊肿内引流术。

【最终诊断】患者行 EUS 引导下胰腺假性囊肿治疗,EUS 及数字减影血管造影(digital subtraction angiography,DSA)结果见图 16-2。复查增强 CT 检查结果见图 16-3,胰腺假性囊肿较治疗前(图 16-1)明显缩小。

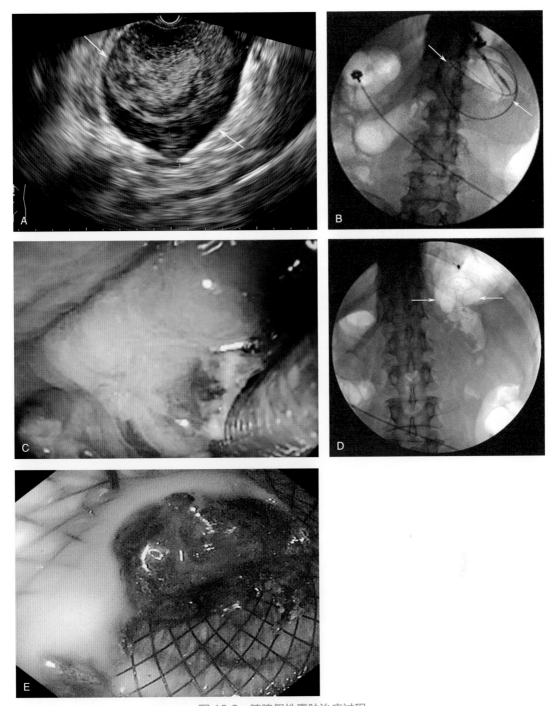

图 16-2　胰腺假性囊肿治疗过程

A. EUS 下假性囊肿图像：胰腺体尾部可见一混合回声团（箭头所示），大小约 6.5cm×5.6cm；B. EUS 引导下 22G 穿刺针穿刺进入假性囊肿内，置入斑马导丝，DSA 下显示导丝图像（箭头所示）；C. 使用囊肿切开刀切开胃壁，EUS 下显示囊肿切开刀图像，最后置入金属支架；D. DSA 下显示支架图像（箭头所示）；E. 内镜下显示支架内脓液流出。

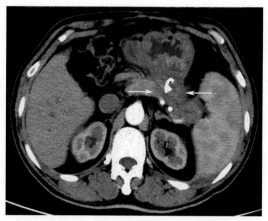

图 16-3 治疗后胰腺增强 CT 图像

术后一周复查 CT,提示胰腺假性囊肿(箭头所示)明显缩小,支架在位。

【点评】该患者为年轻女性,胰腺炎伴胰腺假性囊肿形成,对于假性囊肿的处理,可以行影像(超声 /CT)引导下外引流术,也可以选择 EUS 引导下胰腺假性囊肿内引流术。相较前者,内引流术创伤小,可以降低术后的并发症风险,更充分地清除囊肿内积液,内引流术不需要在腹部留下穿刺口或引流管口,患者术后更容易恢复。

(邓 壮、蒋天安)

病例 17

【病史】女,10 岁,胸痛伴呼吸困难 17 天。

【实验室检查】血 AMY 738U/L(35~135U/L),胸腔积液 AMY 25 549U/L。

【其他影像学检查】胸部 CT 见图 17-1。

【超声表现】上腹部超声声像图见图 17-2。

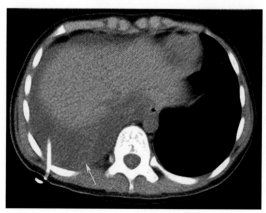

图 17-1 胸部 CT 图像

右侧胸腔积液(箭头所示)。

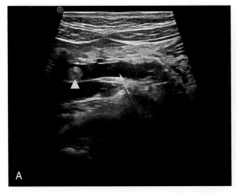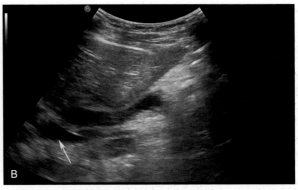

图 17-2　上腹部超声声像图

A. 胰腺实质菲薄,回声粗糙,胰管全程扩张(箭头所示),内可见多发蛋白栓子(三角所示);
B. 胰尾周围积液,向上沿食管裂孔延伸至膈上(箭头所示),与右侧胸腔积液相通。

【超声诊断】慢性胰腺炎,胰腺胸膜瘘。

【超声诊断依据】胰腺炎的基础上,见到胰腺周围液体与胸腔之间有液性通道,表现为长条状无回声。

【最终诊断】慢性胰腺炎,胰腺胸膜瘘。

【点评】胰腺胸膜瘘是胰腺病变引起的较严重的并发症,在胰腺炎中发生率为 0.4%,目前认为其原因是主胰管破裂和假性胰腺囊肿的渗漏,通常是胰尾部的积液向上经主动脉裂孔或食管裂孔进入胸腔形成胸腔积液。患者往往以呼吸困难并反复大量胸腔积液就诊,腹部症状比较隐匿,易造成延误诊断,因此借助超声观察胰腺对诊断至关重要。

（李凤舞、王晓曼）

病例 18

【病史】男,54 岁,患者 2 个月前进食油腻食物并饮酒后出现上腹胀痛,向后背放射,外院考虑"胰腺炎",予禁食、抑酸、生长抑素、抗感染及补液治疗后好转。出院后进食稍增加时腹痛、腹胀反复,半个月前出现皮肤巩膜黄染,尿色加深,呈浓茶色,故来院就诊。

【实验室检查】TBIL 263.3μmol/L(5.1~22.2μmol/L),DBIL 227.0μmol/L(≤6.8μmol/L),ALT 144U/L(9~50U/L),LIP 1 667U/L(73~393U/L),AMY 检测值在正常范围,IgG4 4 170mg/L(80~1 400mg/L)。

【其他影像学检查】CT 检查结果见图 18-1。

【超声表现】超声检查结果见图 18-2。

【超声诊断】胰腺增大、回声减低,胰腺炎可能性大。

【超声诊断依据】胰腺炎的超声表现主要为胰腺弥漫性肿大(以前后径增大为著),回声减低、密度欠均。轻症胰腺炎时,胰腺边缘整齐,形态规则;重型时边缘不整齐,形态不规则,与周围组织分界不清。此患者胰腺弥漫性肿大,回声减低,符合胰腺炎的诊断。

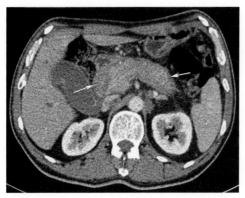

图 18-1　胰腺增强 CT 图像

胰腺均匀弥漫性肿大,周边见鞘膜样低密度影
(箭头所示)。

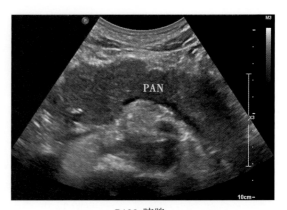

PAN. 胰腺。

图 18-2　急性胰腺炎超声声像图

胰腺弥漫性肿大,胰头厚 3.0cm,胰体厚 2.3cm,
胰尾厚 2.6cm,回声减低,边界尚清,表面不光滑。

【推荐】内镜超声引导下穿刺活检。

【最终诊断】该患者行超声内镜引导细针穿刺抽吸术(endoscopic ultrasound-guided fine needle aspiration,EUS-FNA)。EUS 示胰腺实质肿胀,回声减低,自身免疫性胰腺炎可能。胰头穿刺病理:纤维素性渗出物、炎细胞及少许胰腺导管上皮细胞、腺泡细胞,未见恶性肿瘤细胞。临床考虑自身免疫性胰腺炎诊断明确,胆管受累不除外。行 ERCP＋胆管支架置入术,同时加用泼尼松治疗,患者进食后腹痛较前缓解,出院后使用 7.5mg、5mg 激素交替治疗。半年后复查超声结果见图 18-3,胰腺肿胀程度较前明显减轻。

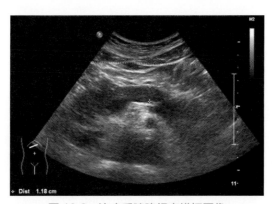

图 18-3　治疗后胰腺超声横切图像

【点评】该患者亚急性病程,反复腹痛,胰酶轻度升高,影像学提示胰腺均匀弥漫肿大,周边有鞘膜样低密度影,结合血清 IgG4 升高,考虑自身免疫性胰腺炎可能性大;EUS-FNA 穿刺病理提示炎症,未见肿瘤细胞,亦支持自身免疫性胰腺炎的诊断。予激素治疗半年后胰腺肿胀明显减轻。

(感谢齐振红、武玺宁医师提供本例图片)

(颜晓一、张 璟)

病例 19

【病史】女,58 岁,3 个月前体检发现胰尾部占位,无明显不适,为明确诊断来院就诊。既往有糖尿病病史,血糖控制可。余无特殊相关病史。

【实验室检查】IgG4 4 150mg/L(80~1 400mg/L),WBC、ALT、GGT、TBIL、DBIL、CA19-9检测值均在正常范围。

【其他影像学检查】PET/CT 提示胰尾部低密度肿块,代谢增高,不能完全除外低度恶性病变。增强 CT 检查结果见图 19-1。

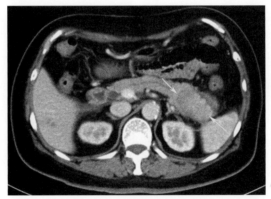

图 19-1　胰腺增强 CT 图像
胰体尾部明显肿胀、密度减低,呈不均匀增强(箭头所示),边缘可见鞘膜样稍低密度影,并见脂肪密度灶,主胰管无明显扩张。病变累及脾动、静脉,脾静脉中远段闭塞。

【超声表现】常规超声及 CEUS 检查结果见图 19-2。

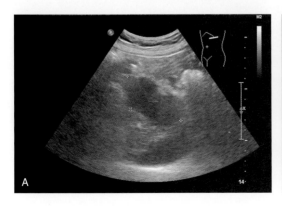

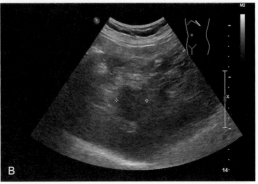

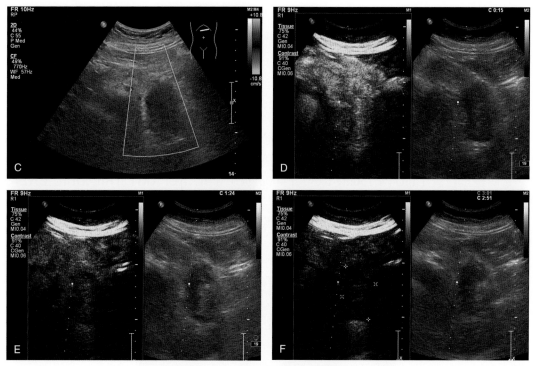

图 19-2 胰腺占位超声声像图

患者取右侧卧位,横切面(A)及纵切面(B)灰阶超声扫查,胰尾见低回声,6.9cm×3.1cm×3.7cm,形态尚规则,边界尚清,内回声欠均;患者取平卧位,横切面CDFI(C)示病变区域内未见明确血流信号,胰尾部脾静脉显示不清;CEUS动脉期(D)可见弥漫欠均等增强;静脉期(E、F)逐步减退,呈边界清晰的低增强,范围5.4cm×2.8cm×3.4cm。

【超声诊断】胰尾区实性占位,炎性病变可能,需除外恶性。

【超声诊断依据】胰尾区占位特征:实性、不均质回声,与周围结构界限尚清晰,形态尚规则,CEUS表现为与周围胰腺实质呈同步等增强及减退,呈现边界清晰的低增强。

【推荐】建议超声引导下穿刺活检。

【最终诊断】患者行穿刺诊断,病理提示穿刺胰腺组织腺泡部分萎缩,纤维组织席纹样增生,局灶见可疑阻塞性静脉炎,免疫组化显示IgG4阳性细胞>10/高倍镜视野(high power field,HPF),考虑为IgG4相关性胰腺炎。临床诊断为IgG4相关性自身免疫性胰腺炎,予醋酸泼尼松片治疗。2个月后复查,血清IgG4明显下降(1 259mg/L),半年后复查IgG4下降至566mg/L。复查增强CT检查结果见图19-3。

【点评】该患者为中年女性,慢性病程,无明显临床表现,实验室检查提示肿瘤标志物水平正常、IgG4水平明显升高,考虑恶性

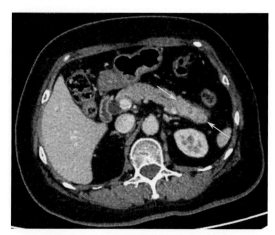

图 19-3 治疗后胰腺增强 CT 图像
胰尾区占位(箭头所示)较治疗前(图 19-1)明显缩小;原脾静脉中远段闭塞此次未见。

风险较低,炎性可能性大。CEUS 同步增强及减退为炎性病变的表现,但自身免疫性胰腺炎的诊断还应结合特征性的病理表现,穿刺病理结果符合预期。患者行激素治疗后影像学表现及生化指标明显好转,临床诊断明确,为自身免疫性胰腺炎。

(李京璘、张 璟)

病例 20

【病史】女,69 岁,患者于 1 个月前无明显诱因出现尿黄伴上腹部不适,呈阵发性疼痛,可耐受,平卧或坐位时疼痛可缓解,无恶心、呕吐、寒战、发热、腹胀、腹泻等不适。外院增强 CT 示胰腺头部软组织团块影,考虑恶性占位。

【实验室检查】DBIL 8.73μmol/L(≤8.00μmol/L),肾功能、胰腺功能无异常,CA72-4、AFP、CEA、CA125、CA19-9 检测值均在正常范围。

【其他影像学检查】腹部增强 CT 检查结果见图 20-1。

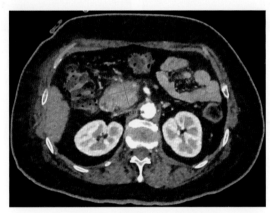

图 20-1 腹部增强 CT 图像
胰头肿大,胰腺周围脂肪层模糊,可疑胰腺炎。

【超声表现】常规超声及 CEUS 检查结果见图 20-2。

【超声诊断】胰腺头部占位性病变,待除外炎性病变,请结合血清 IgG4,建议穿刺活检。

【超声诊断依据】胰头低回声肿块,边界不清,肿瘤标志物未见明显升高,CEUS 表现为与胰腺实质同步增强及减退,强度与正常胰腺实质相近,提示炎性病变可能。

【推荐】经腹超声引导下穿刺活检。

【最终诊断】病理:送检胰腺穿刺组织,腺泡萎缩,间质纤维组织增生伴较多浆细胞、淋巴细胞及少量中性粒细胞;免疫组化染色提示 IgG4 阳性浆细胞数量增多,病变不除外 IgG4 相关性胰腺炎。

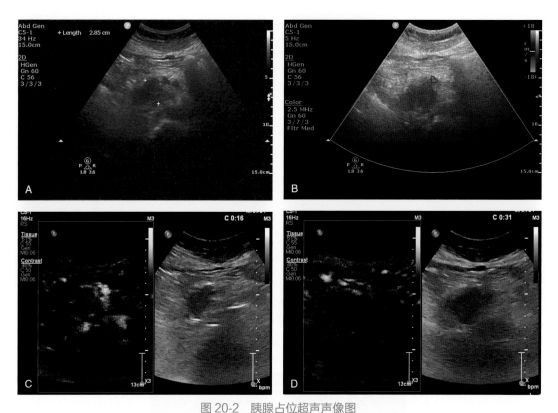

图 20-2　胰腺占位超声声像图

横切面灰阶超声（A）示胰头可见低回声，大小 3.2cm×2.9cm，边界模糊；CDFI（B）未见明确血流信号；
CEUS 动脉期（C）及静脉期（D）与周围组织同步增强及减退。

【点评】自身免疫性胰腺炎可分为弥漫性和局限性。弥漫性较为常见，约占 70%，典型表现为"腊肠样"改变；局限性表现为局灶性肿大，需要与胰腺癌相鉴别。CEUS 局限性胰腺炎表现为与胰腺实质同步增强及减退，强度与正常胰腺实质相近，可与胰腺癌相鉴别。

（周彤彤、吕　珂）

病例 21

【病史】男，49 岁，因梗阻性黄疸 1 个月就诊。

【实验室检查】TBIL 87.5μmol/L（1.7~20.0μmol/L），DBIL 66.9μmol/L（≤6.0μmol/L），IBIL 20.6μmol/L（0.9~17.1μmol/L），CA19-9、CEA 检测值均在正常范围。

【其他影像学检查】增强 CT 检查结果见图 21-1。

【超声表现】常规超声及 CEUS 检查结果见图 21-2。

【超声诊断】胰腺弥漫性病变，炎症？建议结合血 IgG4 检查除外自身免疫性胰腺炎。

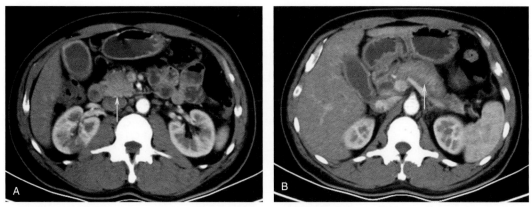

图 21-1　胰腺增强 CT 图像

增强 CT 动脉期(A、B)示胰头及胰体部弥漫肿大(箭头所示),呈不均匀等增强。

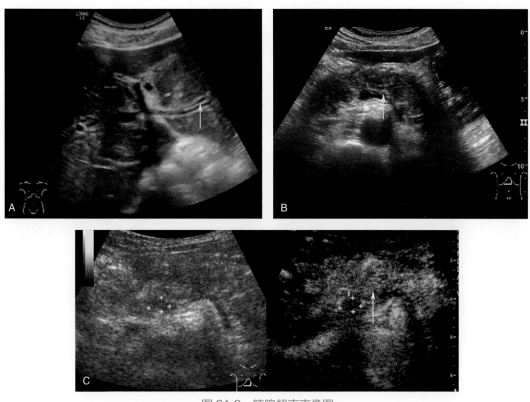

图 21-2　胰腺超声声像图

A. 剑突下肝左叶扫查,肝内胆管轻度扩张(箭头所示);B. 横切面灰阶超声,胰腺弥漫肿大(箭头所示),回声减低、不均,占位效应不明显;C. CEUS 动脉期,胰腺整体呈等增强(箭头所示),局部不均(+ 所示)。

　　【超声诊断依据】胰腺饱满,呈弥漫性改变,未见局部占位性病变,CEUS 呈不均匀等增强,首先考虑炎症。由于弥漫性胰腺炎以自身免疫性胰腺炎多见,因此建议结合血 IgG4 检查除外自身免疫性胰腺炎。

　　【推荐】建议行血 IgG4 检测。

【最终诊断】患者血 IgG4 明显升高,为 7 200mg/L(80~1 400mg/L),激素治疗后治愈,考虑为 IgG4 相关自身免疫性胰腺炎。

【点评】梗阻性黄疸最常见的胰腺病变为胰腺癌、慢性胰腺炎。由于该病例胰腺弥漫性肿大,未见占位效应,CEUS 表现为等增强,因此除外胰腺癌,诊断首先考虑胰腺炎,以自身免疫性胰腺炎最常见。自身免疫性胰腺炎以 IgG4 升高且激素治疗有效为诊断依据。因此考虑自身免疫性胰腺炎时要结合血 IgG4 检测结果。

（范智慧、王延杰）

病例 22

【病史】男,71 岁,体检发现胰腺占位 2 周。超声检查示胰腺弥漫性增大,胰头占位病变,胰腺癌待排除。为明确诊断来院就诊。

【实验室检查】CA19-9 38.5U/ml(≤ 37.0U/ml),CEA 检测值在正常范围。

【其他影像学检查】增强 MRI 检查结果见图 22-1。

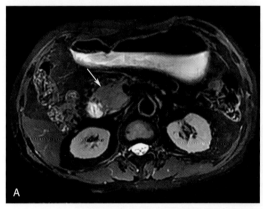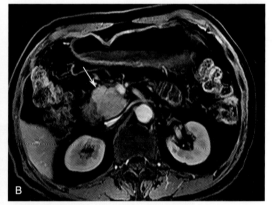

图 22-1　胰腺占位增强 MRI 图像
A. 轴位 T_2WI:胰头钩突见等 T_1 稍长 T_2 信号肿块(箭头所示);
B. 增强 MRI:增强后中等程度均匀强化(箭头所示),略低于胰腺。

【超声表现】常规超声及 CEUS 检查结果见图 22-2。

【超声诊断】胰头区低回声,炎性病变可能,倾向 IgG4 相关性肿块型胰腺炎。

【超声诊断依据】胰头区占位特征:实性、均质低回声,与周围结构界限清晰,呈膨胀性生长,CEUS 表现为与周围胰腺实质呈同步等增强及减退。

【推荐】建议超声引导下穿刺活检。

【最终诊断】患者行胰头肿物手术切除,术后病理显示胰头导管周围及小叶内可见大量淋巴细胞及浆细胞浸润伴导管不规则狭窄,部分腺泡结构破坏伴纤维组织增生,并见阻塞性静脉炎改变,符合淋巴浆细胞性硬化性胰腺炎(自身免疫性胰腺炎)。

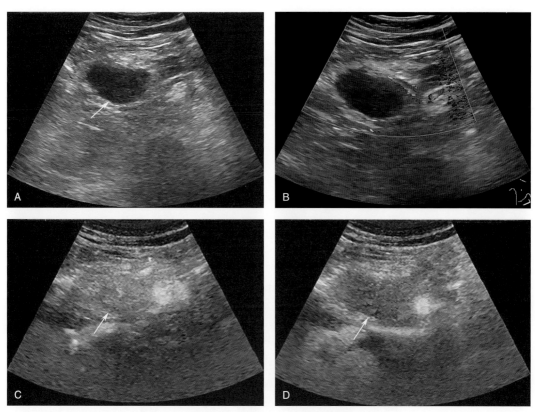

图 22-2　胰腺占位超声声像图

灰阶超声（A）示胰头肿大呈低回声（箭头所示），大小约 4.5cm×2.6cm，内回声均匀，与周围结构界限清晰，但与体尾部胰腺组织分界不清；CDFI（B）示病变内未见血流信号；CEUS 动脉期（C）及静脉期（D）示病变区域（箭头所示）与周围实质呈同步等增强及减退。

【点评】该患者为老年男性，无明显临床症状，实验室检查 CA19-9 轻度升高，超声检查发现胰腺肿大伴胰头部占位，CEUS 的同步增强及减退提示炎性病变可能性大。主要鉴别诊断为胰腺癌，胰腺癌为乏血供肿瘤，造影多呈低增强，并早于胰腺实质快速廓清，以上有助于两者鉴别。

（范智慧、王延杰）

病例 23

【病史】男，68 岁，1 个月前无明显诱因出现右上腹隐痛，后渐出现眼黄、尿黄，伴食欲缺乏、恶心，无呕吐，外院检查提示胆总管上段扩张，予抗炎等对症支持治疗后症状无明显改善。为求进一步诊治来院就诊。

【实验室检查】ALT 173U/L（9~50U/L），AST 121U/L（15~40U/L），GGT 261U/L（10~60U/L），TBIL 181.2μmol/L（≤26.0μmol/L），DBIL 157.1μmol/L（≤8.0μmol/L），AMY 检测值在正常

范围,CA125 49.3U/ml(≤35.0U/ml),CA19-9、CEA检测值均在正常范围,IgG4 3.260mg/L(0.030~2.010mg/L)。

【其他影像学检查】增强CT检查结果见图23-1。

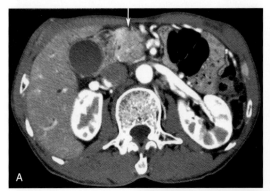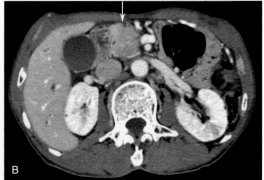

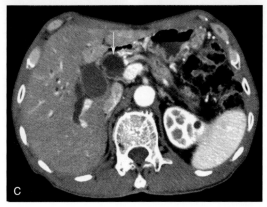

图23-1　胰腺增强CT图像

胰腺头部增大,呈类圆形低密度影,增强后轻中度强化(A、B,白色箭头所示),病灶包绕肠系膜上静脉,门脉主干下段管腔变细(A中红色箭头所示);胰腺体尾部萎缩,主胰管稍增宽,胆总管明显增宽(C,黄色箭头所示)。

【超声表现】常规超声及CEUS检查结果见图23-2。

【超声诊断】胰头占位,首先考虑胰腺炎。

【超声诊断依据】胰头占位,呈实性回声,内回声不均,边界清,呈膨胀性生长,CEUS表现与胰体尾等进等出。

【推荐】本院行ERCP下细胞学检查,同时行主胰管及胆总管支架植入术。细胞学检查见分化良好的导管上皮,未见恶性证据。经多学科会诊(multi-disciplinary treatment,MDT)讨论,行经皮胰腺穿刺活检。

【最终诊断】于超声引导下行胰头肿物穿刺活检(图23-3A)。病理诊断:间质纤维组织增生伴大量淋巴细胞、浆细胞浸润(图23-3B)。免疫组化结果:浆细胞示MUM1(+),IgG(+),IgG4+(>10个/HPF),CD79a(+)。结合检查检验结果,倾向于IgG4相关性病变。患者经激素规范治疗,2年后复查,增强CT提示胰头病灶明显缩小(图23-4)。

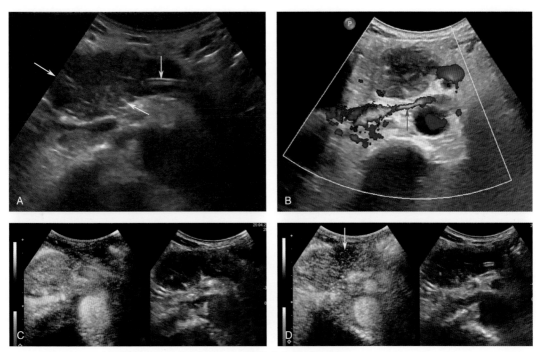

图 23-2　胰腺占位超声声像图

灰阶超声（A）示胰腺头部外形明显增大（白色箭头所示），大小约 4.7cm×2.7cm×3.2cm，边界清，内部回声不均，见多发点状及条带状高回声，后方回声稍增强，胰管内可见支架回声（黄色箭头所示）；CDFI（B）示门脉主干受压纤细（箭头所示）；CEUS 动脉期（C）及静脉期（D）可见病灶增强及消退同于胰腺体尾部，静脉期胰腺颈部消退不均匀（箭头所示）。

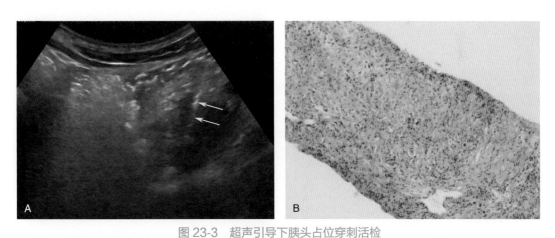

图 23-3　超声引导下胰头占位穿刺活检

A. 采用同轴针引导 18G 全自动穿刺活检针（箭头所示），共取出病理组织 2 条，均送病理组织学检查；
B. 穿刺病理标本：间质纤维组织增生伴大量淋巴细胞、浆细胞浸润。

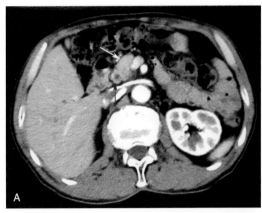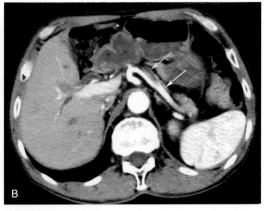

图 23-4　两年后复查胰腺增强 CT 图像
A. 胰头部腺萎缩(白色箭头所示),胆总管壁回声增厚增强(红色箭头所示);
B. 胰尾部萎缩(白色箭头所示),胰管轻度扩张(黄色箭头所示)。

【点评】该病例血清 IgG4 升高,胰腺头部占位呈稍低回声,边界尚清,内见点状及条索状高回声,CEUS 表现与胰体尾等进等出,符合慢性炎症声像图。患者有黄疸症状,胰头占位伴远端主胰管扩张,病灶包绕肠系膜上静脉并挤压门静脉,应与胰腺癌鉴别。ERCP 细胞学提示未见恶性肿瘤细胞,超声引导下穿刺活检能获得更多组织,常规组织学病理及免疫组化证实病灶为炎性改变,符合炎症诊断。经激素治疗,2 年后复查病灶明显缩小。

(成　超、蒋天安)

病例 24

【病史】男,56 岁,腰痛 3 月余,为明确诊断来院就诊。

【实验室检查】ALT、AST、TBIL、DBIL、CA19-9、CEA、AMY、IgG4 检测值均在正常范围。

【其他影像学检查】增强 CT 检查结果见图 24-1。成纤维细胞活化蛋白抑制剂(^{18}F-FAPI)PET/CT 检查结果见图 24-2。需鉴别胰腺炎或肿瘤。门脉主干见斑片状充盈缺损,考虑门脉主干血栓形成。

【超声表现】常规超声、EUS 及 CEUS 检查结果见图 24-3 及图 24-4。

【超声诊断】胰头占位,首选考虑炎症,待排除肿瘤。门静脉高压、门脉内血栓形成。

【超声诊断依据】胰头部占位特征:囊实性,界限清晰,后方未见明显回声衰减,远端主胰管扩张,内见结石影。CEUS 表现胰头占位与胰腺体尾部同步增强及消退。门脉内见等回声,造影增强超声内镜检查术(contrast-enhanced endoscopic ultrasonography,CE-EUS)未见增强,考虑血栓。

【推荐】MDT 建议穿刺活检明确病理。

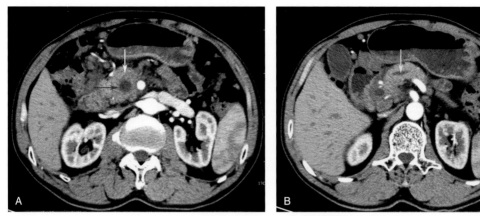

图 24-1 胰腺增强 CT 图像

A. 胰腺头部见一类圆形低密度灶(红色箭头所示),增强后未见强化,周围胰腺实性
密度减低(白色箭头所示);B. 胰尾部胰管轻度扩张(箭头所示)。

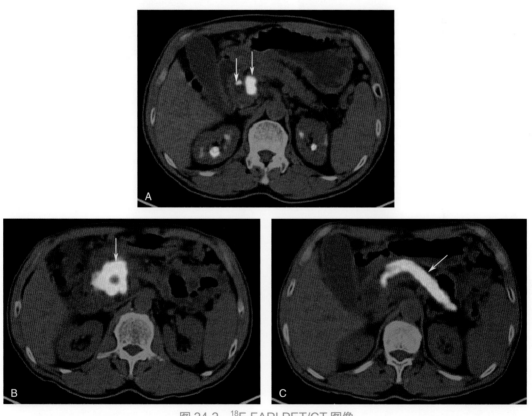

图 24-2 ^{18}F-FAPI PET/CT 图像

胰头部肿大,胰腺弥漫性 ^{18}F-FAPI 代谢异常增高(A、B、C,黄色箭头所示),胰腺周围脂肪间隙模糊,肝内外胆管扩张伴胆管走行区 ^{18}F-FAPI 代谢增高,胆管壁 ^{18}F-FAPI 代谢增高,首选考虑 IgG4 相关性疾病;胰头部囊性灶,胰体部钙化灶,胰体尾部胰管扩张;腹膜后小淋巴结显示,^{18}F-FAPI 代谢略增高(A,白色箭头所示)。

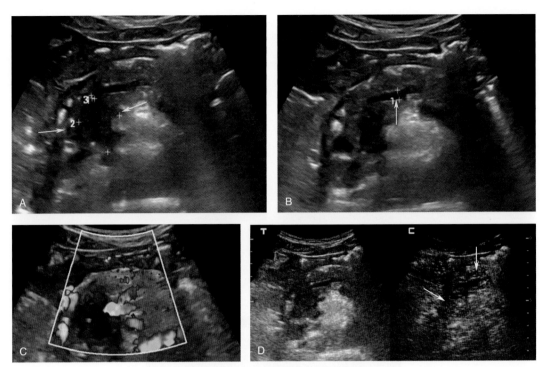

图 24-3　胰腺占位经腹超声声像图

A. 灰阶超声：胰头钩突部局部回声减低（箭头所示），范围约 2.7cm×2.1cm，边界尚清；B. 灰阶超声：远端主胰管增宽，宽约 0.45cm（箭头所示）；C. CDFI：病灶内部未见明显血流信号，病灶周围及胃周见多发迂曲扩张静脉，门脉主干增宽，宽约 1.8cm；D. CEUS：胰头钩突部病灶与胰腺体尾部同步增强与消退（箭头所示）。

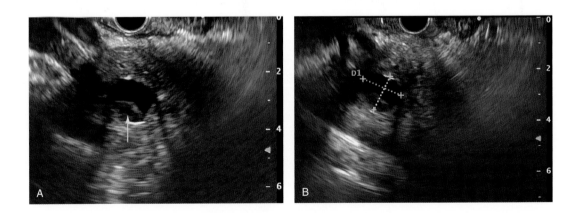

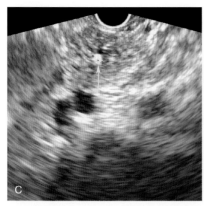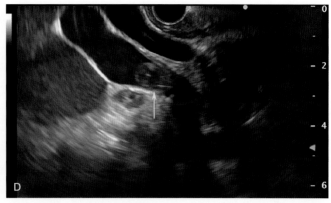

图 24-4　胰腺占位 EUS 声像图

灰阶超声（A、B）见肝门部胆管未见增宽，内径约 0.6cm，胰头部见一囊实性占位，大小约 3.3cm×3.1cm，边界清晰，内见大小约 1.6cm×1.4cm 囊性回声，内见少许实性回声（箭头所示）；主胰管宽约 0.4cm，内见强回声结石影（C，箭头所示）；门脉内见等回声（D，箭头所示）。

【最终诊断】行超声引导下胰腺占位穿刺活检（图 24-5）。穿刺组织学病理：胰腺间质纤维组织增生胶原化，伴多量淋巴细胞、浆细胞及中性粒细胞浸润，并见扩张导管。免疫组化：IgG4（+）（最高处>10 个 /HPF），IgG（+）。液基细胞学检查：找到柱状上皮细胞，未见明确恶性证据。MDT 讨论后考虑患者为自身免疫性胰腺炎，予激素治疗。4 个月后复查增强 CT（图 24-6）。

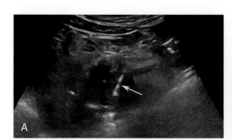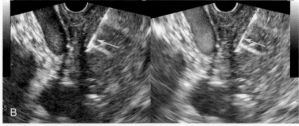

图 24-5　经皮及内镜超声引导下胰腺占位穿刺活检

A. 经皮超声引导下胰头占位穿刺活检，采用同轴针引导 18G 全自动穿刺活检针（箭头所示），共取出病理组织 4 条，均送病理组织学检查，病理考虑炎症；B. 经 MDT 讨论，再次行 EUS 引导下胰头占位穿刺活检，于 CE-EUS 引导下，采用 22G 穿刺针（箭头所示）来回提插数十次，取少许液体送液基细胞学检查，组织送病理学检查。

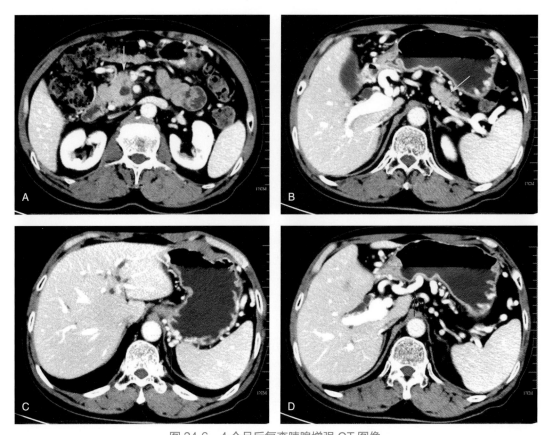

图 24-6　4 个月后复查胰腺增强 CT 图像

胰腺头部肿大伴低强化灶、囊性灶，较前片稍缩小（A、B，箭头所示），伴肝内外胆管、胰管扩张、胆囊肿大、门脉主干扩张、脾静脉闭塞；多发侧支血管形成（C、D，箭头所示）。

【点评】该病例胰腺头部囊实性占位，边界尚清，远端主胰管扩张，内见结石，造影胰头部与体尾部实质等进等出，门脉内见血栓形成，伴区域性门静脉高压。^{18}F-FAPI 胰胆管走行区代谢增高。细胞学、组织学病理及免疫组化均证实病灶为自身免疫性胰腺炎。经激素治疗，4 个月后病灶稍缩小。符合自身免疫性胰腺炎诊断。此外，患者慢性炎症致周围纤维化，导致区域性门静脉高压。

（成　超、蒋天安）

病例 25

【病史】女，49 岁，3 年前因黄疸就诊，发现胰腺占位，未进一步诊治。8 个月后黄疸自行消退，复查胰腺占位较前缩小，现为明确诊断来院就诊。

【实验室检查】ALT 167U/L（7~40U/L），GGT 780U/L（7~45U/L），IgG4 6 540mg/L（80~1 400mg/L），TBIL、DBIL、CA19-9、CEA 检测值均在正常范围。

【其他影像学检查】增强 CT 检查结果见图 25-1。

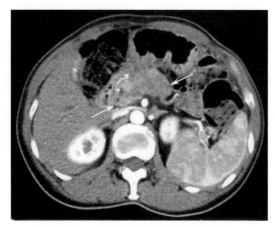

图 25-1　胰腺增强 CT 动脉期图像

胰头区占位(箭头所示)呈不均匀增强。

【超声表现】常规超声及 CEUS 检查结果见图 25-2。

【超声诊断】胰头区低回声,炎性病变可能,结合病史,考虑 IgG4 相关性肿块型胰腺炎。

【超声诊断依据】胰头区占位特征:实性、不均质回声,与周围结构界限清晰,呈膨胀性生长,主胰管未见明显扩张,CEUS 表现为与周围胰腺实质呈同步等增强及减退。

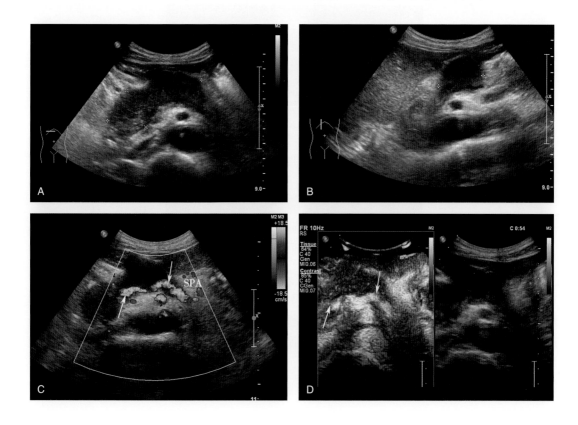

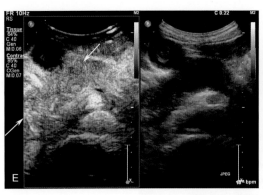
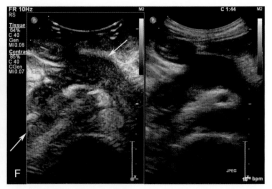

图 25-2　胰腺占位超声声像图

上腹部横切面（A）及纵切面（B）灰阶超声示胰头呈低回声,大小约 2.9cm×7.0cm×2.8cm,内回声不均,与周围组织分界清晰,但与体尾部胰腺组织分界不清;横切面 CDFI（C）及 CEUS（D）示病变区域内少许点状血流,病变累及肝动脉（白色箭头所示）及脾动脉（黄色箭头所示）;横切面 CEUS 动脉期（E）及静脉期（F）示病变区域（箭头所示）与周围实质呈同步等增强及减退。

【推荐】建议超声引导下穿刺活检。

【最终诊断】患者未行穿刺诊断,临床诊断为 IgG4 相关性自身免疫性胰腺炎,予醋酸泼尼松片治疗。2 个月后复查,血清 IgG4 明显下降（1 610mg/L）,ALT、GGT 检测值均在正常范围。复查增强 CT 检查结果见图 25-3。

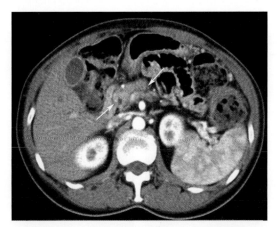

图 25-3　治疗后胰腺增强 CT 动脉期图像

胰头区占位（箭头所示）较治疗前（图 25-1）明显缩小。

【点评】该患者临床表现为病程长、进展慢、可自发缓解,血液指标提示肿瘤标志物水平正常,考虑恶性风险较低;CEUS 的同步增强及减退提示炎性病变可能性大;同时血清 IgG4 水平明显升高,亦支持 IgG4 相关性自身免疫性胰腺炎的诊断,但自身免疫性胰腺炎的诊断还应结合特征性的病理表现。患者未行穿刺活检,激素治疗后病情明显缓解,亦支持自身免疫性胰腺炎的诊断。

（桂　阳、张　璟）

病例 26

【病史】女,47 岁,1 个月前无明显诱因出现腹胀,伴背部疼痛不适,行影像学检查发现胰尾占位,否认便血、黄疸、发热等症状,为明确诊断来院就诊。

【实验室检查】CA19-9 149.0U/ml(≤34.0U/ml),CA125 42.4U/ml(≤35.0U/ml),CA242 46.7U/ml(≤20.0U/ml),血常规、肝肾功能指标检测值均在正常范围。

【其他影像学检查】增强 MRI 检查结果见图 26-1。

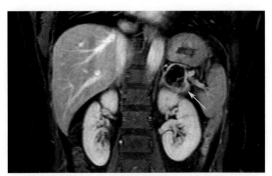

图 26-1　胰腺增强 MRI 图像
冠状位 MRI,胰尾囊状信号(箭头所示),
内见分隔,分隔可见强化。

【超声表现】常规超声及 CEUS 检查结果见图 26-2。

【超声诊断】胰尾区囊性占位,囊腺瘤可能。

【超声诊断依据】胰尾区占位特征:囊性,透声尚可,形态规则,与周围结构界限清晰,内部可见少许分隔,CEUS 表现为囊壁及分隔可见增强,囊壁及分隔清晰光滑,未见明确乳头样结构。

【推荐】本例患者影像表现未见明确恶性征象,可考虑随诊观察,如随访过程中病灶迅速增大或出现相关并发症,可考虑手术治疗。但患者存在多项肿瘤标志物水平升高,对可能恶变表示焦虑,故推荐手术治疗。

【最终诊断】患者行胰体尾切除术,病理诊断为淋巴上皮囊肿,术后胰尾区未见明显异常,随访至 2 年未见明确复发。

【点评】该患者临床表现为腹胀、背部不适 1 个月,影像检查发现胰尾囊性占位伴分隔;CEUS 及腹部增强 MRI 均未见明确乳头样结构,影像上支持良性倾向的胰腺囊性肿瘤;但血液检测提示多项肿瘤标志物水平升高,亦不完全除外恶性。患者术后病理诊断为胰腺淋巴上皮囊肿,此类疾病是一种罕见的良性胰腺囊性疾病,约占所有胰腺囊性疾病的 0.5%。病理上,此类胰腺囊肿表面被覆成熟的角化鳞状上皮,囊内充满角质,囊壁外有淋巴组织和滤泡;影像上,不具有特异性,与其他胰腺囊性疾病鉴别困难,多表现为单发边界清晰的圆形或椭圆形囊性肿物,可伴有分隔及囊壁增强,不伴有胰管扩张。

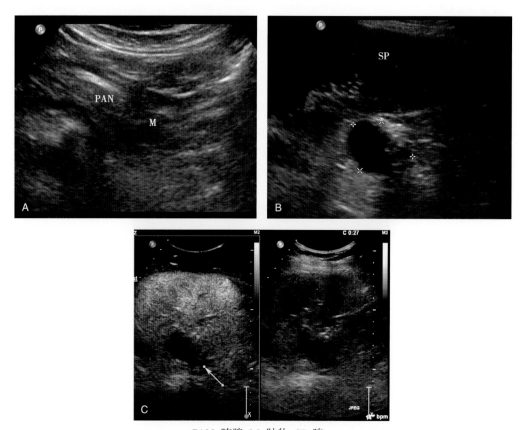

PAN. 胰腺;M. 肿物;SP. 脾。

图 26-2　胰尾占位超声声像图

横切面(A)及经脾斜切面(B)灰阶超声,胰尾见无回声,大小约 3.6cm×2.8cm,边界清晰,内见分隔;CEUS 示,该囊肿(C,箭头所示)囊壁及分隔可见增强,囊壁及分隔清晰光滑,未见明确乳头样结构。

(邵禹铭、谭 莉)

推荐阅读资料

胡亚,常晓燕,薛华丹,等.胰腺淋巴上皮囊肿的临床诊治特点[J].协和医学杂志,2020,11(06):742-745.

病例 27

【病史】女,31 岁,体检发现胰腺占位 6 个月,为进一步诊治入院。

【实验室检查】血常规、肝肾功能、CA19-9、CEA 检测值均在正常范围。

【其他影像学检查】增强 MRI 检查结果见图 27-1。

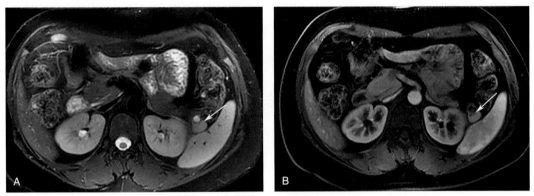

图 27-1　胰腺占位增强 MRI 图像

A. 轴位 T_2WI，胰尾见类圆形稍长 T_1 稍长 T_2 信号结节（箭头所示），边界清；B. 增强 MRI，增强后结节可见强化（箭头所示），其内见 0.7cm×0.6cm 类圆形短 T_1 长 T_2 信号区，无强化。

【超声表现】常规超声及 CEUS 检查结果见图 27-2。

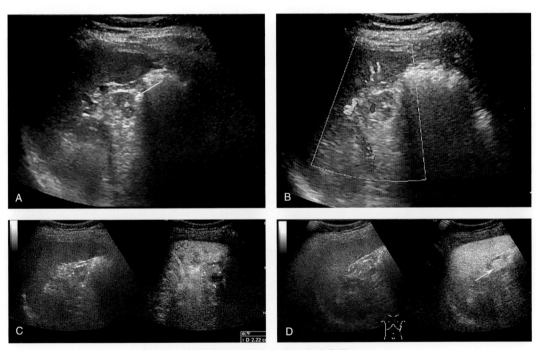

图 27-2　胰腺占位超声声像图

A. 灰阶超声，胰尾低回声结节（箭头所示），大小约 2.2cm×1.8cm，内回声不均，与周围组织分界清晰，中心似可见钙化；B. CDFI，结节边缘可见少量血流信号；C. CEUS 动脉期，结节内实性部分呈等 - 稍高增强（+ 所示），内有类圆形无增强区；D. CEUS 静脉期，实性部分缓慢廓清仍呈等 - 稍高增强（箭头所示）。

【超声诊断】胰尾囊实性结节，考虑实性假乳头状瘤（solid pseudopapillary neoplasm，SPN）。

【超声诊断依据】胰尾结节特征：囊实性，与周围结构界限清晰，呈膨胀性生长，CEUS

表现结节内实性部分呈等 - 稍高增强,内有类圆形无增强区,静脉期廓清缓慢仍呈等 - 稍高增强。

【最终诊断】患者行腹腔镜下胰腺肿物及部分胰腺切除术,术后病理诊断为胰腺淋巴上皮囊肿(图 27-3)。

【点评】胰腺淋巴上皮囊肿少见,约占胰腺囊性肿瘤的 0.5%,多见于成年男性,部分患者血清 CA19-9 升高,其临床及影像学表现无明显特异性。超声多表现为薄壁囊性灶,与胰腺分界清楚,内可见多发纤细分隔,胰管无明显扩张。本例患者为年轻女性,体检发现胰腺结节,肿瘤标志物正常,灰阶超声结节边界清晰,CEUS 呈囊实性,实性部分呈等 - 稍高增强,与 SPN 表现相似而误

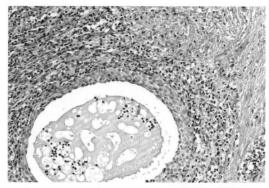

图 27-3　胰腺占位手术病理图(HE,×200)
光镜下见囊壁内层衬覆鳞状上皮,囊腔内充填淋巴样组织、角蛋白、角化细胞碎片及少量炎性细胞。

诊。影像学检查可检出病变,但对淋巴上皮囊肿定性诊断有一定困难,最终确诊有赖病理学检查。

(范智慧、王延杰)

病例 28

【病史】男,43 岁,10 天前体检发现胰腺囊肿,未诉不适,未系统诊治;随访中,囊肿体积稍有增大,为行手术来院就诊。

【实验室检查】血常规、肝肾功能、CA19-9、CEA 检测值均在正常范围。

【其他影像学检查】磁共振胰胆管成像(magnetic resonance cholangiopancreatography,MRCP)检查结果见图 28-1。

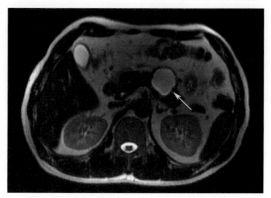

图 28-1　胰腺 MRCP T_2 序列图像
胰体尾交界处(箭头所示)类圆形异常信号。

【**超声表现**】常规超声及 CEUS 检查结果见图 28-2。

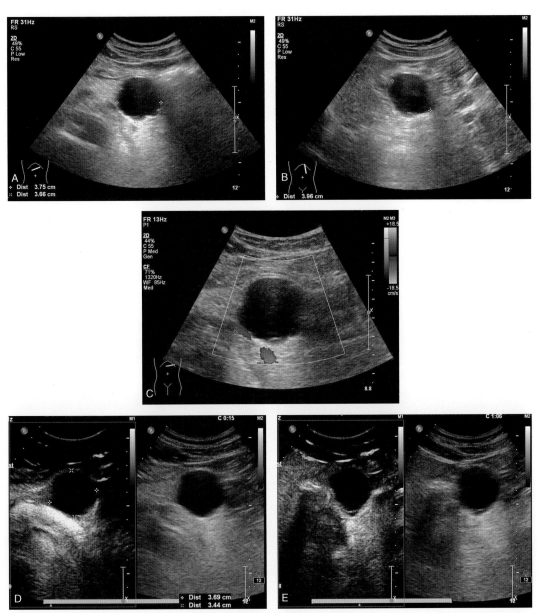

图 28-2　胰腺占位超声声像图

横切面（A）及纵切面（B）灰阶超声示胰体尾交界处见无回声,大小约 3.8cm×4.0cm×3.7cm,边界清晰,内见少许纤细分隔;CDFI(C)未见明确血流信号;CEUS 动脉期(D)及静脉期(E)示该无回声区未见明显增强,囊壁及分隔清晰光滑,未见明确乳头样结构。

【**超声诊断**】胰体尾交界处囊性占位,内未见结节样强化,囊腺瘤可能。

【**超声诊断依据**】胰头区占位特征:囊性,形态规则,边界清晰,内见少许纤细分隔,CEUS动、静脉期未见增强,呈边界清晰的无增强区,内部未见结节样强化。

【**推荐**】建议随诊。

【最终诊断】患者病程长,对疾病感到焦虑,要求手术治疗。行胰体尾切除术,术后病理结果提示为胰腺潴留性囊肿。术后随访 3 年余,未见复发。

【点评】该患者临床表现为病程长、进展慢、无明显不适、肿瘤标志物阴性,考虑恶性风险较低。CEUS 亦提示病灶为囊性病变,内部未见结节样强化,倾向于良性病变。但因患者对病情焦虑,强烈要求手术治疗,术后病理结果提示胰腺潴留性囊肿。胰腺潴留性囊肿属于胰腺后天性真性囊肿,临床少见,多由结石、炎症、肿瘤等阻塞胰管或腺泡囊状扩张形成,表面附有上皮,内容物为囊液。与胰腺假性囊肿、胰腺囊性肿瘤在影像表现上有重叠,术前诊断较困难。

（邵禹铭、谭 莉）

病例 29

【病史】女,49 岁,体检发现胰腺占位 1 年余,直径约 1cm,1 个月前于外院复查 MRI,提示胰腺占位较前增大,为进一步诊治来院就诊。

【实验室检查】CA19-9、CEA 检测值均在正常范围。

【其他影像学检查】增强 MRI 检查结果见图 29-1。

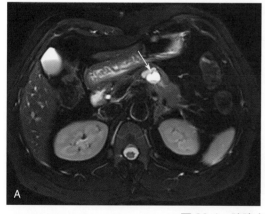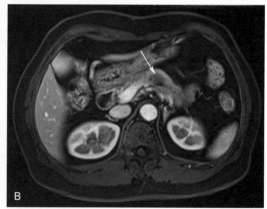

图 29-1　胰腺占位增强 MRI 图像
A. 轴位 T_2WI,胰体部可见短 T_1 长 T_2 信号结节(箭头所示),内见分层;
B. 增强 MRI,增强扫描未见明显强化(箭头所示)。

【超声表现】常规超声及 CEUS 检查结果见图 29-2。

【超声诊断】胰体囊性结节,考虑良性,浆液性囊腺瘤可能。

【超声诊断依据】胰体结节特征:囊性,内部可见纤细分隔,与周围结构界限清晰,结节内分隔 CEUS 呈持续强化。

【最终诊断】患者行胰腺肿物切除术,术后病理结果提示为胰腺微囊型浆液性囊腺瘤。

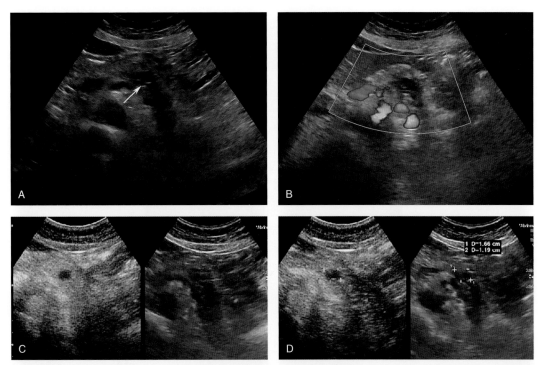

图 29-2　胰腺占位超声声像图

A. 横切面灰阶超声,胰体部可见无回声结节(箭头所示),大小约 1.7cm×1.2cm,内可见纤细分隔,与周围结构界限清晰;B. CDFI,结节内未见血流信号;C. CEUS 动脉期,结节内纤细分隔可见强化;D. CEUS 静脉期,结节内分隔呈持续强化(+)所示。

【点评】胰腺浆液性囊腺瘤好发于中老年女性,其影像学特征是分叶状、多房、小囊,镜下肿瘤细胞间的纤维间隔有丰富的微小血管。本例患者为中年女性,实验室检查无异常。超声显示胰体囊性小结节,边界清晰,内纤细分隔 CEUS 呈持续强化,无壁结节,诊断考虑浆液性囊腺瘤可能,与手术病理结果相符合。

(范智慧、王延杰)

病例 30

【病史】女,37 岁,上腹不适 4 月余,发现胰腺占位 3 周。

【实验室检查】CA19-9、CEA 检测值均在正常范围。

【其他影像学检查】增强 CT 检查结果见图 30-1。

【超声表现】常规超声及 CEUS 检查结果见图 30-2。

【超声诊断】胰颈部结节,考虑胰腺神经内分泌肿瘤(pancreatic neuroendocrine neoplasm,pNEN)。

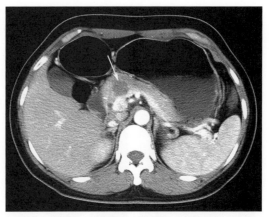

图 30-1　胰腺占位增强 CT 图像

胰颈部占位呈低强化（箭头所示），边界清晰，内可见纤细分隔。

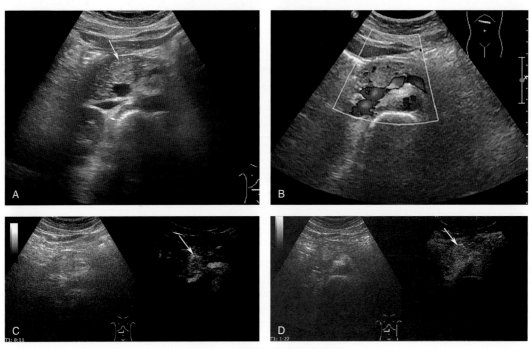

图 30-2　胰腺占位超声声像图

A. 横切面灰阶超声，胰颈部可见高回声结节（箭头所示），大小约 2.7cm×2.4cm，与周围结构界限清晰；B. CDFI，结节边缘可见点状血流信号；C. CEUS 动脉期，结节呈明显高增强（箭头所示）；D. CEUS 静脉期，缓慢廓清仍呈高增强（箭头所示）。

【超声诊断依据】胰颈结节特征：高回声，与周围结构界限清晰，CEUS 呈明显高增强，廓清缓慢。

【最终诊断】患者行胰腺肿物手术切除，术后病理结果提示为胰腺微囊型浆液性囊腺瘤。

【点评】此例病灶灰阶超声表现为边界清晰的高回声，CEUS 呈明显团状高增强，术前误诊为 pNEN。术后回顾性分析超声图像,通过放大图像可见病灶内部的微小囊腔,考虑由于囊腔细小、分隔极密,形成多个小的反射界面,超声表现为高回声,被误诊为实性病变;而 CEUS 动脉期密集分隔明显强化,使病灶呈整体高增强,类似于富血供的实性 pNEN,后通过逐帧回看录像,发现病灶强化部分呈分隔样,其间可见数个微小囊腔。因此,超声检查时应注意观察病灶内部的细节,必要时可局部放大或换用高频探头。

(范智慧、王延杰)

病例 31

【病史】女,34 岁,4 年前体检发现胰头囊性占位 5 年,无不适。定期复查,囊肿体积稍有增大。10 个月前进食油腻食物后出现腹痛,诊断"急性胰腺炎",保守治疗缓解后,间断出现脂肪泻至今。为进一步诊治来院就诊。

【实验室检查】血常规、肝肾功能、CA19-9、CEA 检测值均在正常范围。

【其他影像学检查】增强 CT 检查结果示浆液性囊性肿瘤(serous cystic neoplasm,SCN)可能性大,导管内乳头状黏液性肿瘤(intraductal papillary mucinous neoplasm,IPMN)待除外(图 31-1)。

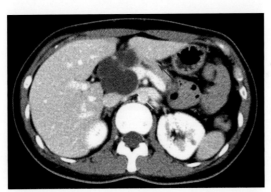

图 31-1　胰腺增强 CT 图像

胰头区囊性密度占位(黄色箭头所示),其内见多发分隔影,增强后分隔轻度强化,占位与远端胰管(红色箭头所示)关系密切。

【超声表现】常规超声及 CEUS 检查结果见图 31-2。

【超声诊断】胰腺多房囊性包块,CEUS 符合囊腺瘤改变;主胰管增宽。

【超声诊断依据】胰头区占位特征:囊性,透声良好,内多发分隔,与周围结构界限清晰,远端胰管增宽,但未见本病灶与扩张的主胰管连通。CEUS 分隔及囊壁可见增强,内未见乳头样增强。

【推荐】建议手术。

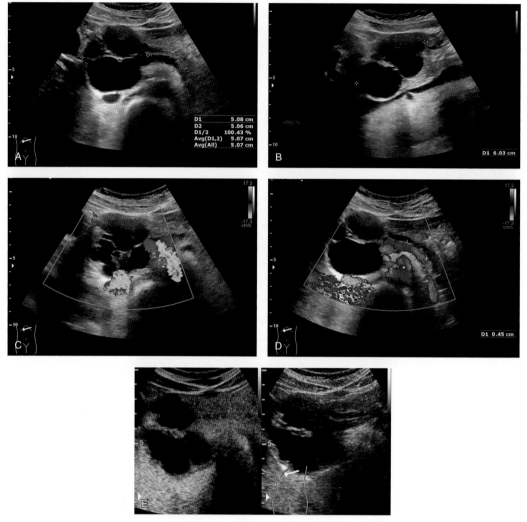

图 31-2　胰腺占位超声声像图

横切面（A）及纵切面（B）灰阶超声示胰头区见无回声区域，范围 6.0cm×5.1cm×5.1cm，边界尚清，透声好，内见分隔；CDFI（C）示隔上未见明确血流信号；远端胰管扩张，宽 0.45cm（D）；CEUS 动脉期（E）可见囊壁及分隔增强，囊壁及分隔清晰、光滑，静脉期减退，与周边实质同步。

【最终诊断】患者行胰头切除术，术后病理为"浆液性囊腺瘤"。术后随访三年余，未见明确复发。

【点评】该患者临床表现为胰头囊性占位，随访中体积增大，主胰管增宽，病程中出现急性胰腺炎。超声及 CT 等影像均符合囊腺瘤样改变，由于主胰管扩张，且病灶与胰管关系密切，亦不完全除外 IPMN。胰腺囊腺瘤分为浆液性囊腺瘤和黏液性囊腺瘤，其中浆液性囊腺瘤可呈多房结构，一般不伴有乳头状突起，典型者可见中央瘢痕，无恶变倾向。如无明显症状，此类病变一般可长期随诊。IPMN 有一定恶性潜能，可分为主胰管型、分支胰管型、混合型等。较大的 IPMN 通常建议手术治疗。本例患者病灶较大，术前影像不除外 IPMN，且病史中有胰腺炎发作，最终选择手术治疗。

（邵禹铭、谭　莉）

病例 32

【病史】女,66岁,体检发现胰头占位1周,为明确诊断就诊。

【实验室检查】ALT、AST、TBIL、DBIL、CA19-9、CEA检测值均在正常范围。

【其他影像学检查】增强CT检查结果见图32-1。增强MRI检查结果见图32-2。

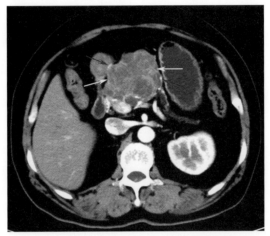

图 32-1　胰腺增强 CT 动脉期图像

胰头颈部占位(黄色箭头所示),呈囊实性软组织密度影,边缘可见散在点状钙质密度影(红色箭头所示),增强后实质部分可见强化,囊性部分未见强化,胰腺体尾部明显萎缩。

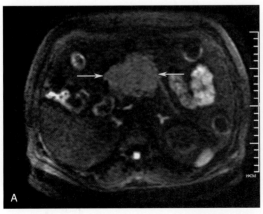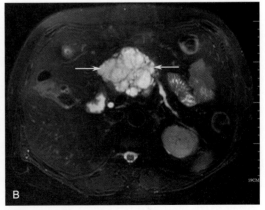

图 32-2　胰腺增强 MRI 图像

胰头颈部外形增大,见团块状混杂信号影(箭头所示),呈浅分叶状,大小约 7.7cm×6.0cm。
A. T_1WI 呈低信号;B. T_2WI 呈高信号,边界较清。

【超声表现】常规超声及 CEUS 检查结果见图 32-3。

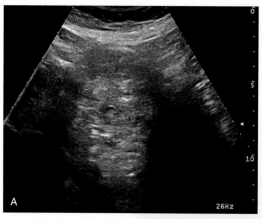
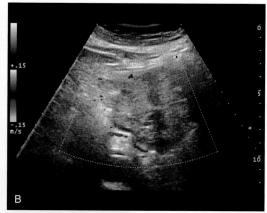
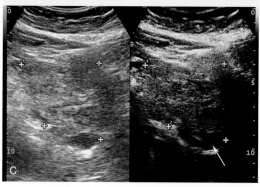

图 32-3　胰腺占位超声声像图

A. 灰阶超声,胰头颈部占位,大小约 7.9cm×6.0cm,呈囊实性,实性为主,囊性部分较大一枚约
1.5cm×1.2cm,病灶与周围组织分界清晰,后方回声稍增强;B. CDFI,分隔内未见明显血流信号;C. CEUS,
病灶实质部分动脉期均匀增强,囊性部分(箭头所示)内未见明显乳头状回声。

【超声诊断】胰头颈部占位,首先考虑 SCN。

【超声诊断依据】胰头颈部占位特征:囊
实性,界限清晰,见多发囊性回声,囊性部分较
大一枚直径小于 2cm,透声可,囊壁厚薄尚均
匀,CEUS 表现为囊壁及分隔均匀增强,囊内
未见增强,未见明显乳头状回声。

【推荐】MDT 考虑 SCN,建议手术。

【最终诊断】手术病理:胰腺浆液性囊
腺瘤。手术病理结果见图 32-4。显微镜下可
见:多房囊壁内衬单层立方及扁平上皮,胞质
嗜酸或透明,部分呈乳头排列,上皮细胞未见
显著异型,囊壁周围间质纤维组织增生伴玻璃
样变。

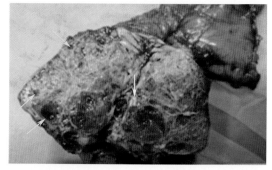

图 32-4　手术病理标本

紧贴胰腺切缘见一肿物,大小约 8cm×6cm×6cm,
肿物切面蜂窝状(黄色箭头所示),内充灰白胶冻样
物,可见灶性钙化(白色箭头所示),充分取材。

【点评】胰腺囊腺瘤是发生于导管上皮的良性肿瘤,可发生于胰腺各部,体尾部多见,多为单发,偶有多发,女性发病率高于男性。该患者为中老年女性,病灶位于胰腺头颈部,CEA、CA19-9检测值均在正常范围。常规超声显示头颈部囊实性肿块,CEUS见囊壁及囊内蜂窝状分隔增强。MRI T_2WI上呈较为典型的多房囊性,囊较小,均小于2cm,壁厚薄均匀。病理囊壁由扁平及立方上皮细胞组成,未见异型细胞。上述特征均为较典型的微囊型浆液性囊腺瘤。

(成 超、蒋天安)

病例 33

【病史】女,33岁,体检发现胰腺多发囊性病灶。
【实验室检查】肿瘤标志物检测值在正常范围。
【其他影像学检查】增强CT检查结果见图33-1。

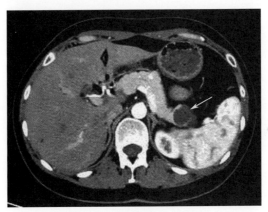

图 33-1 胰腺增强 CT 图像
胰腺多灶性囊性病灶,尾部病灶较大(箭头所示),
首先考虑多灶性 SCN。

【超声表现】EUS检查结果见图33-2。
【超声诊断】胰腺多发囊性病灶,尾部病灶较大,多灶性SCN可能。
【超声诊断依据】胰腺多发囊性病灶,病灶均较小,未见其与主胰管相通。
【推荐】建议EUS引导下穿刺抽液。
【最终诊断】行EUS引导下穿刺抽液(图33-3)。囊液CEA 2.4ng/ml,囊液CA19-9 48.4U/ml。考虑诊断为SCN。
【点评】患者为年轻女性,体检发现胰腺多发囊性灶,病灶外形均较小,多灶性SCN可能,但不能排除IPMN的可能,EUS在胰腺囊性病灶诊断中较CT、MRI优势明显,可清晰地显示胰管、囊内及囊壁的细微结构,并且可在EUS引导下穿刺抽取囊液进行分析。在EUS

下检查该患者的病灶,未见其有明显的囊内壁结节,也未观察到与主胰管相通的征象。大量基于外科组织病理的数据分析显示 CEA 在鉴别黏液性囊性肿瘤(mucinous cystic neoplasm, MCN)及 SCN 中的灵敏度及特异度较高,此病例囊液 CEA 为 2.4ng/ml(<192.0ng/ml),故考虑诊断为多灶性 SCN 的可能大。

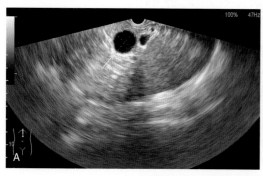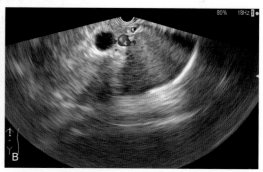

图 33-2　胰腺多发囊性病灶 EUS 声像图表现

A. 胰腺实质内多发囊性病灶(箭头所示),较大一枚位于胰腺尾部,大小约 2.1cm×1.8cm,
内透声佳;B. CDFI 示病变区域内未见明显血流信号。

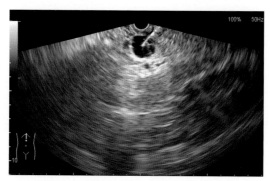

图 33-3　EUS 引导下细针穿刺抽液术

(邓　壮、蒋天安)

病例 34

【病史】女,74 岁,腹胀 3 年,3 个月前体检发现胰腺囊性占位,直径约 4cm,进行囊液穿刺后直径减小至 1cm,近期复查增大至 3cm,为明确诊断来院就诊。

【实验室检查】血常规、肝肾功能、CA19-9、CEA 检测值均在正常范围;囊液 AMY 62U/ml,囊液 CEA >1 500ng/ml,细胞学病理提示大量黏液及组织细胞、未见明确恶性细胞。

【其他影像学检查】增强 MRI 检查结果见图 34-1。

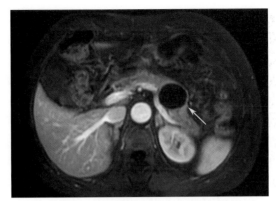

图 34-1　胰腺增强 MRI 动脉期图像
胰体囊性占位（箭头所示）未见增强。

【超声表现】常规超声及 CEUS 检查结果见图 34-2。

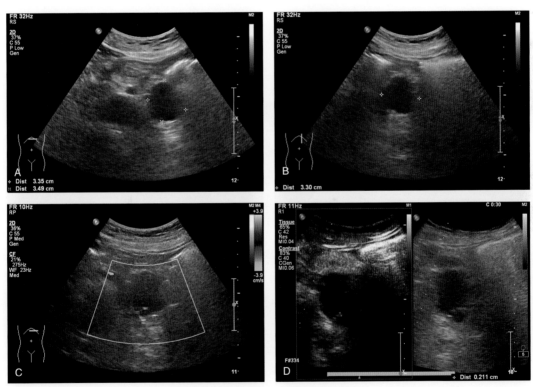

图 34-2　胰腺占位超声声像图

横切面（A）及纵切面（B）灰阶超声，胰体见无回声，大小约 3.5cm×3.3cm×3.4cm，边界清晰，透声好，可见分隔；CDFI（C）示未见明确血流信号；CEUS（D）示囊壁与部分分隔可见增强，静脉期减退，囊内未见乳头样突起增强。

【超声诊断】胰腺囊性占位，囊内分隔可见增强，可能为 MCN。

【超声诊断依据】胰体区占位特征：囊性，边界清，透声可，内见少许分隔。CEUS 表现为囊壁与部分分隔可见增强，静脉期减退，囊内未见乳头样突起增强。

【推荐】患者已行囊液抽吸,建议手术。

【最终诊断】患者行胰体尾切除术,术后病理为胰腺黏液性囊腺瘤。术后随访1年,未见复发。

【点评】该患者临床表现为腹胀,体检发现胰腺囊性占位,囊液生化检测提示 CEA 明显升高,囊液为大量黏液,未见瘤细胞。CEUS 提示胰腺囊性占位伴分隔,未见乳头样突起。综合病史、影像检查及囊液生化检测结果,考虑诊断为胰腺 MCN,术后病理证实上述诊断。囊液生化检测在胰腺囊性疾病诊断中有较大作用,囊液 CEA 对于胰腺黏液性肿瘤(MCN、IPMN)的诊断特异度高达 96%。由于 MCN 的囊腔通常与胰管不通,囊液的 AMY 水平通常不高。影像学上,MCN 多由较大的单房和多房囊肿组成,囊壁薄厚不均,各囊间为纤维结缔组织形成间隔,薄厚不一,内壁可见乳头状结节突起,有恶变为囊腺癌的倾向,通常胰管不扩张。

(邵禹铭、谭 莉)

病例 35

【病史】女,48岁,进食后腹胀4个月,发现胰体尾占位1周,为进一步诊治来院就诊。

【实验室检查】CA19-9、CEA 检测值均在正常范围。

【其他影像学检查】增强 MRI 检查结果见图 35-1。

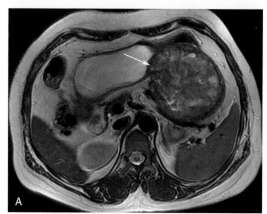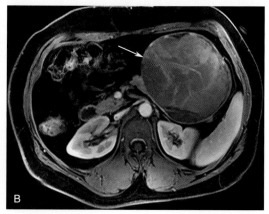

图 35-1 胰腺占位增强 MRI 图像

A. 轴位 T₂WI,胰体尾可见巨大混杂 T₁ 混杂 T₂ 信号软组织肿块(箭头所示),边界尚清;
B. 增强 MRI,增强扫描可见轻度不均匀强化(箭头所示)。

【超声表现】常规超声及 CEUS 检查结果见图 35-2。

【超声诊断】胰体尾占位,考虑可能为黏液性囊腺瘤。

【超声诊断依据】胰体尾占位特征:体积大,囊性伴多发分隔,与周围结构界限清晰,CEUS 表现为囊壁及分隔明显强化,囊壁光滑无壁结节。

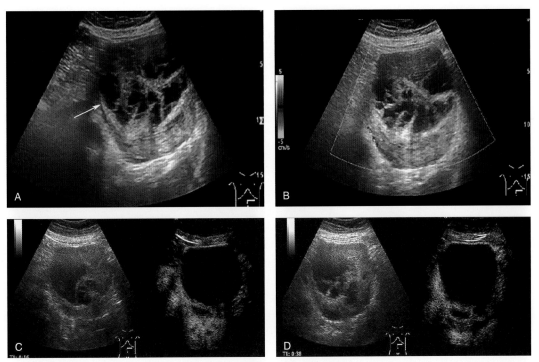

图 35-2　胰腺占位超声声像图

A. 灰阶超声,胰体尾可见巨大囊实性占位(箭头所示),大小约 12.5cm×10.5cm,内可见厚薄不均分隔及较多实性成分,与周围结构界限清晰;B. CDFI,病变内未见血流信号;C. CEUS 动脉期,可见囊壁及分隔增强,囊壁光滑,分隔厚薄均匀,余占位内实性成分未见强化;D. CEUS 静脉期,强化囊壁及分隔缓慢廓清。

【最终诊断】患者行胰腺肿物切除术,术后病理为胰腺黏液性囊腺瘤,肿瘤中心广泛梗死及陈旧性出血,周边可见纤维组织伴卵巢样间质。

【点评】胰腺黏液性囊腺瘤好发于中年女性,胰体尾多见,由多房或单房的大囊构成,囊腔直径多>2cm。此例患者为中年女性,肿瘤标志物均正常;灰阶超声显示胰体尾部巨大囊实性占位病变,因占位内部实性成分较多、分隔不均匀增厚等,首先考虑诊断为胰腺黏液性囊腺癌。CEUS 可有效鉴别囊内坏死与肿瘤成分,坏死成分 CEUS 无增强,造影后可见占位囊壁和分隔强化,增强的囊壁及分隔均厚薄均匀,余实性成分均未见增强,修正诊断为黏液性囊腺瘤,最终手术病理证实为胰腺黏液性囊腺瘤伴大量出血、梗死。

(范智慧、王延杰)

病例 36

【病史】男,65 岁,皮肤黄染、消瘦 1 月余,外院检查发现胰腺占位,为进一步诊治来院就诊。

【实验室检查】TBIL 181.1μmol/L(1.7~20.0μmol/L),DBIL 143.4μmol/L(≤6.0μmol/L),ALT 226U/L(≤40U/L),AST 154U/L(≤45U/L),GGT 932U/L(10~50U/L),CA19-9 147U/ml

（≤37U/ml），CEA 检测值在正常范围。

【其他影像学检查】增强 MRI 检查结果见图 36-1。

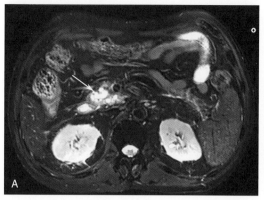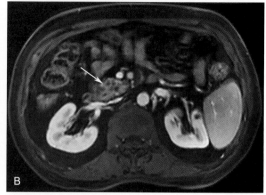

图 36-1　胰腺占位增强 MRI 图像

A. 轴位 T_2WI，胰头部可见多个长 T_1 长 T_2 信号结节（箭头所示），可疑与胰管相通，主胰管全程增宽；
B. 增强 MRI，增强扫描未见明显强化（箭头所示）。

【超声表现】常规超声及 CEUS 检查结果见图 36-2。

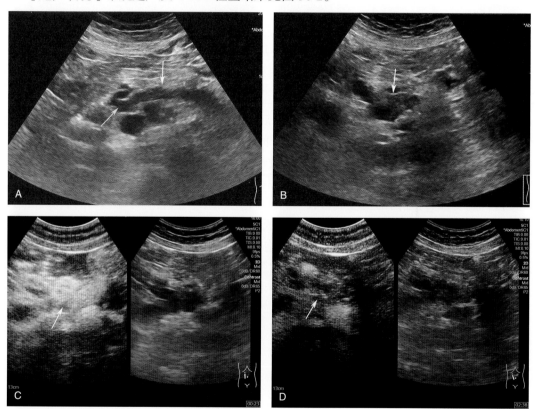

图 36-2　胰腺占位超声声像图

A. 灰阶超声示主胰管明显扩张（白色箭头所示），胰头可见囊实性结节，囊性区域与主胰管相通（黄色箭头所示）；B. 灰阶超声示实性区域范围约 2.6cm×1.3cm（箭头所示），部分位于主胰管内；C. CEUS 动脉期，实性区域明显强化（箭头所示）；D. CEUS 静脉期，缓慢廓清（箭头所示）。

【超声诊断】胰头部囊实性结节,考虑 IPMN。

【超声诊断依据】胰头结节特征:囊实性,囊性区域与主胰管相通,实性区域部分位于主胰管内,CEUS 实性区域明显强化。

【最终诊断】患者行胰腺肿物切除术,术后病理为胰腺 IPMN(胰胆管型,主要位于主胰管,累及分支胰管)。

【点评】胰腺 IPMN 好发于老年人,是以胰腺导管上皮细胞的乳头状增生为特征的一类病变,可累及主胰管或分支胰管,产生大量黏液,致胰管扩张。超声表现为多房囊性病灶或扩张胰管内壁结节,影像学检查如能显示病变囊腔与胰管相通是诊断的可靠征象,CEUS 可有效鉴别胰管内黏液栓与壁结节。本例患者为老年男性,黄疸伴消瘦,CA19-9 升高,超声显示胰头囊实性病灶,囊性区域与胰管相通,CEUS 实性区域明显强化,诊断考虑 IPMN,与手术病理结果相符合。

(范智慧、王延杰)

病例 37

【病史】女,65 岁,无明显诱因出现腹部疼痛。

【实验室检查】肿瘤标志物检测值均在正常范围。

【其他影像学检查】增强 CT 检查结果见图 37-1。

【超声表现】EUS 检查结果见图 37-2。

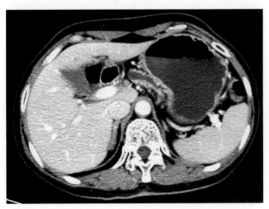

图 37-1 胰腺增强 CT 图像
主胰管囊样扩张,考虑主胰管型 IPMN
可能性大(箭头所示)。

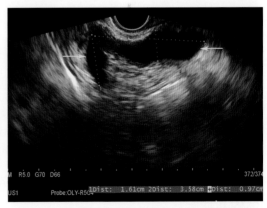

图 37-2 主胰管全程囊样扩张 EUS 声像图表现
正常胰腺实质萎缩,主胰管全程囊样扩张
(箭头所示),较宽处约 1.0cm。

【超声诊断】主胰管全程囊样扩张,主胰管型 IPMN 可能性大。

【诊断依据】主胰管全程囊样扩张,较宽处内径 1.0cm。

【推荐】手术治疗。

【最终诊断】为患者行胰十二指肠切除术（又称惠普尔手术、Whipple 术）。显微镜下可见黏液柱状上皮增生，呈乳头状排列，上皮轻至中度不典型增生。胆管切缘、胰腺切缘、胃切缘、十二指肠切缘均未发现肿瘤细胞。病理：胰腺 IPMN 伴上皮轻至中度异型增生。免疫组化结果：ER（−），PR（−），CD10（灶 +），CDX2（+），CK7（+），MUC-1（+）。

【点评】据文献报道，IPMN 患者主胰管扩张>5mm 时，其恶性概率为 30%~90%。故主胰管型 IPMN 或者混合型 IPMN 患者的主胰管扩张>5mm 时需行手术切除。该女性患者，正常胰腺实质萎缩，主胰管全程囊样扩张，较宽处约 1.0cm，首先建议外科手术。

（邓 壮、蒋天安）

病例 38

【病史】男，68 岁，体检发现胰腺囊性占位。

【实验室检查】肿瘤标志物检测值在正常范围。

【其他影像学检查】根据增强 MRI 检查结果，考虑分支胰管型 IPMN（图 38-1）。

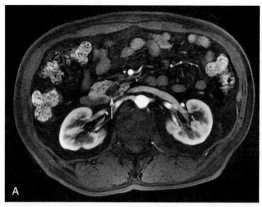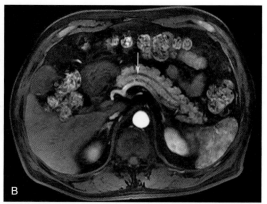

图 38-1　胰腺增强 MRI 图像
A. 胰头部钩突部占位（箭头所示）；B. 主胰管轻度扩张（箭头所示）。

【超声表现】EUS 检查结果见图 38-2。

【超声诊断】胰头部多房囊性病变，主胰管轻度扩张，可见其与主胰管相通，分支胰管型 IPMN 可能性大。

【诊断依据】胰头部多房囊性病变，MCN、SCN 待排除，但图像中显示主胰管轻度扩张，病灶与主胰管相通，故考虑分支胰管型 IPMN 可能性大。

【推荐】临床随访。

【最终诊断】临床随访，MRI 图像（图 38-3）与 2 年前相仿，考虑诊断分支胰管型 IPMN。

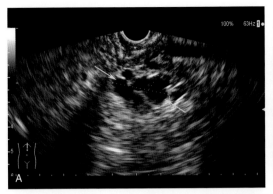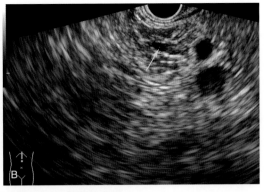

图 38-2　胰头区多房囊性病变 EUS 声像图表现

A. 胰头部多房囊性病变(箭头所示),大小约 2.3cm×1.8cm;

B. 主胰管轻度扩张(箭头所示)。可见胰头病变与主胰管相通。

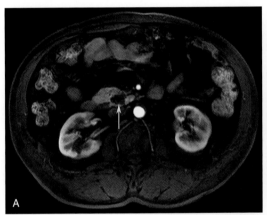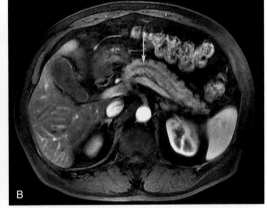

图 38-3　2 年后随访,胰腺增强 MRI 图像

A. 胰头部钩突部占位(箭头所示);B. 主胰管轻度扩张(箭头所示)。病变较 2 年前无明显变化。

【点评】该男性患者,体检发现胰头部多房囊性病变伴主胰管轻度扩张,MCN、SCN、IPMN 均需要排除,EUS 下清楚显示病灶与主胰管相通,结合 MRI 增强图像,考虑分支胰管型 IPMN 可能性大。

(邓　壮、蒋天安)

病例 39

【病史】女,11 岁,入院前 15 天,无意间发现脐部有一肿物,大小约 7cm×7cm。

【实验室检查】未见明显异常。

【其他影像学检查】腹部 MRI 结果见图 39-1。

【超声表现】上腹部超声可见胰头部囊实性占位,见图 39-2。

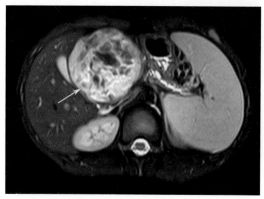

图 39-1　腹部 MRI 检查
肝脏左侧胰腺走行区占位(箭头所示),与胰腺关系
密切,其内信号混杂,出血? 胰腺体尾部萎缩,并胰
管不规则扩张。

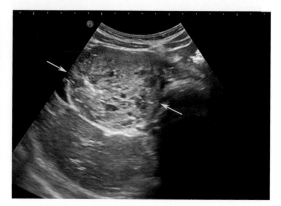

图 39-2　胰头部囊实性瘤灶(箭头所示)

【超声诊断】胰头囊实性肿物,SPN 可能。

【超声诊断依据】胰头部肿物,边界清晰光整,无瘤栓形成。结合患儿性别、年龄,考虑可能为大龄女童最常见的胰腺肿瘤。

【推荐】手术治疗。

【最终诊断】术中见瘤体呈囊实性,界限清楚,大小约 8cm × 7cm × 6cm,占据胰腺颈部,胰头部可见少量被挤压的帽状胰腺组织紧贴十二指肠术区。完整切除肿瘤,保留完整的十二指肠,探查并游离胰头部主胰管,于肿瘤左侧游离胰腺断端,胰尾残留约 5cm。病理:胰腺 SPN。

【点评】该肿瘤在少年组女童多见,常见部位为胰头或胰尾,边界清晰,无静脉瘤栓。其主要鉴别对象为胰母细胞瘤,鉴别点包括年龄段、瘤体大小、有无钙化、瘤栓等。

(种静敏、王晓曼)

病例 40

【病史】女,25 岁,体检发现胰腺占位 1 个月。

【实验室检查】CA19-9、CEA 检测值均在正常范围。

【其他影像学检查】增强 CT 检查结果见图 40-1。

【超声表现】常规超声及 CEUS 检查结果见图 40-2。

【超声诊断】胰颈占位,考虑 SPN。

【超声诊断依据】胰颈占位特征:强回声,与周围结构界限清晰,CEUS 首先见包膜环状强化,内部不均匀等增强,可见无增强囊性区。

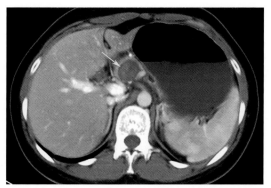

图 40-1 胰腺占位增强 CT 图像

胰颈占位(箭头所示)轻度不均匀强化,边缘光滑清晰。

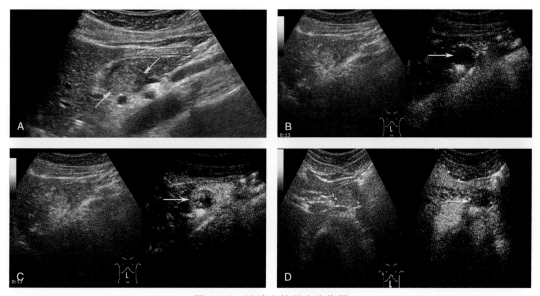

图 40-2 胰腺占位超声声像图

纵切面灰阶超声(A)示胰颈强回声占位(箭头所示),大小约 2.7cm × 2.3cm,与周围组织分界清晰;CEUS 动脉期(B、C)首先可见病灶包膜环状强化(箭头所示),内部呈不均匀等增强;静脉期(D)显示逐渐廓清呈低增强(箭头所示)。

【最终诊断】患者行胰腺肿物手术切除,术后病理诊断为胰腺 SPN。

【点评】胰腺 SPN 是一种较罕见的胰腺肿瘤,好发于年轻女性,良性或低度恶性,很少发生转移或复发。其病理特征为肿瘤细胞围绕纤维血管轴心形成假乳头结构,肿瘤表面被覆完整的纤维包膜。有报道 SPN 的 CEUS 表现为环状增强的包膜,内部呈等或低增强。此例病灶边界清晰,胰管无扩张,CEUS 动脉期首先可见包膜环状增强,内呈不均匀等增强,结合患者的性别及发病年龄,诊断考虑 SPN,与手术病理结果相符合。

(范智慧、王延杰)

推荐阅读资料

范智慧,严昆,尹珊珊,等.胰腺实性假乳头状瘤的超声造影表现［J］.中华超声影像学杂志,2010,19(11):956-959.

病例 41

【病史】女,46 岁,体检发现胰腺占位 3 个月。

【实验室检查】CA19-9、CEA 检测值均在正常范围。

【其他影像学检查】增强 MRI 检查结果见图 41-1。

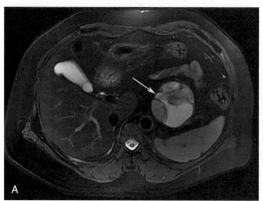
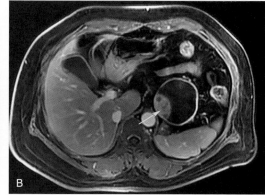

图 41-1　胰腺占位增强 MRI 图像

A. 轴位 T_2WI,胰尾部见类圆形混杂信号肿物(箭头所示),病变内见分隔及液 - 液平面,部分区域见等 T_1 稍长 T_2 信号壁结节;B. 增强 MRI,增强后壁结节可见强化(箭头所示),延迟期其内分隔可见强化。

【超声表现】常规超声及 CEUS 检查结果见图 41-2。

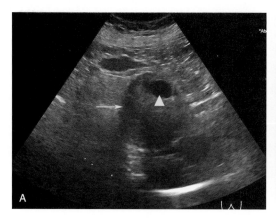
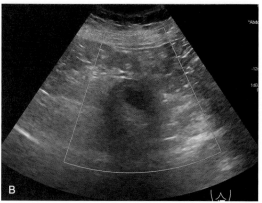

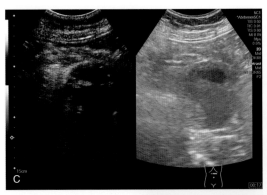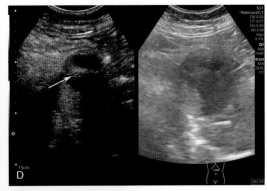

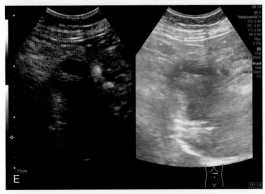

图 41-2　胰腺占位超声声像图

灰阶超声(A)示胰尾部可见混合回声占位(箭头所示),大小约 7.0cm×6.1cm,形态规则,与周围组织分界清晰,内可见无回声区(三角所示);CDFI(B)未见明显血流信号;CEUS 动脉期(C、D)首先可见囊壁环状强化,内部分隔及后壁实性结节可见等增强(箭头所示);静脉期(E)可见强化部分逐渐廓清。

【超声诊断】胰尾部占位,考虑 SPN 可能,不除外黏液性囊腺类肿瘤。

【超声诊断依据】胰尾部占位特征:囊实性,与周围结构界限清晰,CEUS 首先见囊壁环状强化,内部不均匀等增强,可见较大范围无增强区。

【最终诊断】患者行胰腺肿物手术切除,术后病理诊断为 SPN 伴出血及坏死。

【点评】本例患者胰尾占位呈囊实性,边界清,造影后可见囊壁环状增强,内实性部分及分隔呈等增强,诊断首先考虑 SPN 可能,但不能除外黏液性囊腺类肿瘤,增强 MRI 亦诊断SPN 或黏液性囊腺癌,二者单从影像学上鉴别诊断困难,最终手术病理证实为 SPN 伴出血及坏死。

(范智慧、王延杰)

病例 42

【病史】女,40 岁,体检发现左上腹占位,为明确诊断来院就诊。

【实验室检查】CA19-9、CA125、CEA、CA242 检测值均在正常范围。

【超声表现】常规超声检查结果见图 42-1。

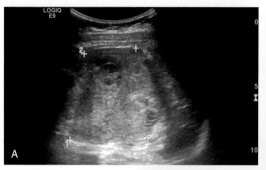 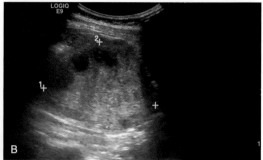
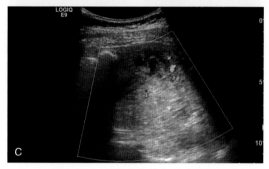

图 42-1　左上腹占位超声声像图

灰阶超声（A、B）示左上腹见一巨大低回声肿物，大小约 9.2cm×6.7cm，形态尚规则，边界清，内回声不均，局部可见小无回声区；CDFI（C）示病变内见短条状血流信号。

【超声诊断】左上腹实性肿物，考虑间质瘤可能性大。

【超声诊断依据】左上腹占位特征：体积巨大，边界清晰，以实性低回声为主，局部可见少许囊变区，血供不丰富。

【推荐】建议手术切除。

【最终诊断】患者行胰腺体尾部及脾脏切除术，形态及免疫组化结果符合胰腺 SPN，可见坏死及脉管瘤栓。

【点评】本例患者无明显的临床症状，为体检时发现，肿物体积巨大，首先要明确定位诊断，胰腺为腹膜后位器官，腹膜后肿物位置固定，不受呼吸、胃肠蠕动、体位改变等因素影响，用手推时不可移动。胃间质瘤和胰尾部 SPN 均位于左上腹，当肿物体积巨大时，定位诊断更加困难。两者均为低度恶性肿瘤；声像图均可表现为边界清晰的低回声肿物，内部可发生囊性变；均无可靠的肿瘤标志物。以上均是导致误诊的原因。此外，胃间质瘤多见于中老年人，SPN 更多见于年轻女性，此例患者为 40 岁中年女性，也是容易误诊的原因之一。

（费秋婷、王　勇）

病例 43

【病史】女,9 岁,因胰腺占位于 2019 年 11 月在外院行"腹腔镜下胰腺肿物切除术 + 肠粘连松解术",病理结果示胰腺 SPN,肿瘤直径约 3.0cm,边界尚清,未见包膜,局部切缘可见病变。患儿术后恢复尚可,规律复查。2022 年 8 月于当地医院门诊常规复查提示肿瘤复发可能,患儿否认腹胀、恶心、呕吐、便血,无发热、黄疸等其他不适。为求进一步诊治,于 2022 年 11 月来门诊就诊。

【实验室检查】未见明显异常。

【其他影像学检查】CT 平扫及增强检查结果见图 43-1。

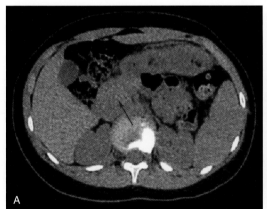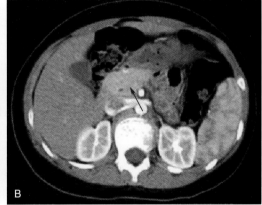

图 43-1　胰腺平扫及增强 CT 动脉期图像

胰腺颈体部见一不规则团片状软组织密度影(箭头所示),增强扫描(右图)较胰头正常胰腺实质强化减低。

【超声表现】常规超声检查结果见图 43-2。

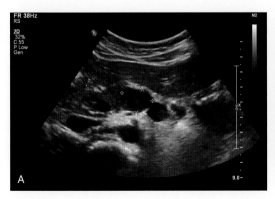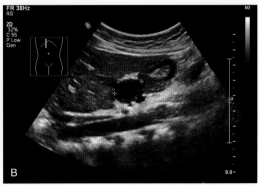

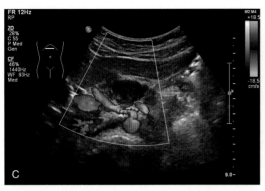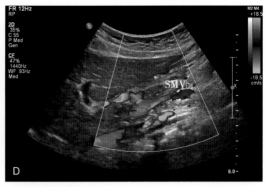

图 43-2　胰腺占位超声声像图

横切面（A）及纵切面（B）灰阶超声示胰腺体尾部见四个紧密相邻的类圆形低回声,较大者约 2.0cm×2.1cm×1.6cm,内回声不均,形态规则,边界清;横切面 CDFI（C）未见明确血流信号,其后方紧邻腹腔干分叉处,血管未见明显包绕;门脉起始处受压变窄,未见明显侵犯（D）。

【超声诊断】胰腺多发实性占位,不除外 SPN。

【超声诊断依据】胰腺占位特征:低回声,与周围结构界限清晰,呈膨胀性生长,未见明确血流信号,结合病史考虑为 SPN 复发。

【推荐】手术治疗。

【最终诊断】患者经过手术治疗,术后病理提示为胰腺 SPN 伴淋巴结及大网膜转移,免疫组化结果:AE1/AE3（+）,CD10（+）,CgA（−）,Ki-67（10%）,Syn（部分弱 +）,Vimentin（+）,β-catenin（细胞核 +）,CD99（−）,AACT（+）,AAT（+）,NSE（+）,PR（弱 +）。术后一个月复查 CT 检查提示未见明确复发。

【点评】该患者 3 年前行 SPN 切除术,术后规律复查,半年前复查发现胰腺占位,于本院进一步诊治。查胰腺 MRI 示胰腺占位病变,腹部增强 CT 示胰腺颈体部见一不规则团片状软组织密度影,增强扫描较胰头正常胰腺实质强化减低。腹部超声提示占位的特征主要是边界清晰的膨胀性生长的低回声。结合病史,考虑 SPN 复发可能性大。

（王浣钰、孝梦甦）

病例 44

【病史】男,34 岁,患者 5 年前无明显诱因出现上腹部疼痛,无寒战、发热、呕吐、头痛,在当地医院诊断为"急性胰腺炎",予抗炎、消化酶抑制剂等治疗后好转。在当地行增强 CT,结果提示胰头钩突前方低密度影,边缘毛糙,考虑炎性病变。为进一步明确诊断来院就诊。

【实验室检查】AFP、CEA、CA19-9、CA125、CA242 检测值均在正常范围。

【其他影像学检查】PET/CT:胰腺钩突代谢异常增高的肿块影,考虑炎性肉芽肿性病变,不能完全除外恶性病变。增强 CT 检查结果见图 44-1。

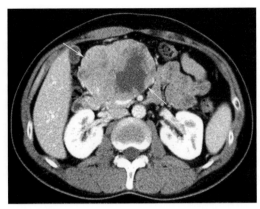

图 44-1　胰腺增强 CT 动脉期图像

胰头颈及钩突部占位(箭头所示),恶性不除外。

【超声表现】常规超声及 CEUS 检查结果见图 44-2。

【超声诊断】胰腺囊实性肿物,不除外 SPN。

【超声诊断依据】年轻男性,胰腺发现囊实性包块,边界尚清,内见分隔及片状无回声,动脉期可见快速环状增强,分隔可见强化,静脉期早于周边实质同步减退,呈稍低增强,无回声区持续无增强。

【推荐】超声引导经皮穿刺活检。

【最终诊断】超声引导下经皮胰腺穿刺,进行液基薄层细胞学检查(thin-prep cytology test,TCT)结合细胞蜡块检查:找到肿瘤细胞,符合 SPN。免疫组化结果:AE1/AE3(部分 +),CD10(+),CgA(−),Ki-67(1%),Syn(+),Vimentin(+),β-catenin(核 +),CD99(−)。

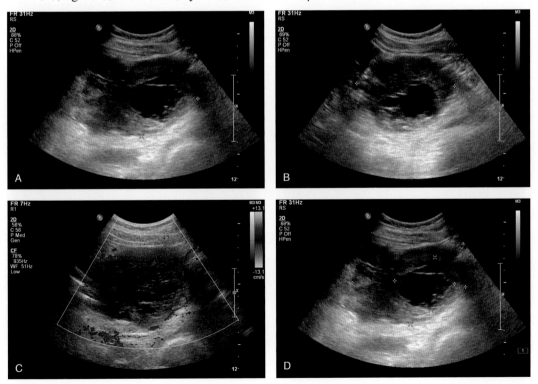

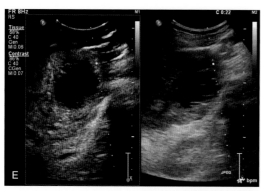 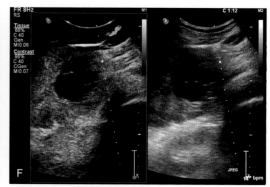

图 44-2 胰腺占位超声声像图

横切面(A)及纵切面(B)灰阶超声示胰腺体尾部见混合回声,大小约 9.8cm×8.4cm×6.5cm,壁厚;CDFI (C)显示肿物内见少许点状血流信号;肿物内见片状无回声区及分隔,范围约 5.1cm×4.4cm(D);CEUS 动脉期(E)可见快速环状增强,分隔可见强化;CEUS 静脉期(F)可见早于周边实质减退,呈稍低增强,无回声区持续无增强。

【点评】SPN 好发于年轻女性(20~30 岁),临床表现多无特异性,主要症状为中上腹不适、隐痛,部分伴恶心、呕吐。肿瘤标志物如 CEA、CA19-9、CA242、CA724 等多在正常范围内。胰腺 SPN 可发生于胰腺的任何部位,但胰腺体尾较多见。体积小者多以实性为主,呈低回声,边界清;体积大者囊性坏死改变更明显,多为囊实性,部分可呈高度囊性变,仅在囊壁上残余薄层肿瘤组织。CEUS 动脉期多见呈环状增强,病灶内部呈片状等增强或低增强,部分可见分隔样强化;静脉期造影剂大多快速减退,病灶呈低增强。病灶内出血坏死的囊性区域则始终显示为无增强区。

(周彤彤、吕 珂)

病例 45

【病史】女,28 岁,脂肪泻两年。1 年前患者于妊娠中期因腹痛、恶心、呕吐、黄疸等症状就诊,超声提示胰腺不均质回声包块、腹水,诊断妊娠合并重症急性胰腺炎,引产及对症支持治疗后患者好转。患者复查时持续发现胰腺颈部占位,为明确病变性质来院就诊。

【实验室检查】血常规、AMY、CA19-9、CA242、CEA、血清 IgG 系列检测值均在正常范围。

【其他影像学检查】增强 CT 检查结果见图 45-1。

增强 MRI 检查见胰腺颈部混杂信号,其内散在片状短 T_1 短 T_2 信号,弥散加权成像 (diffusion weighted imaging,DWI)信号不均匀增加,对应表观弥散系数(apparent diffusion coefficient,ADC)值减低,边界较清,增强扫描肿瘤边缘呈轻中度持续性强化。

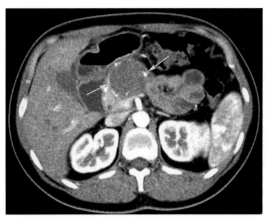

图 45-1　胰腺增强 CT 动脉期图像

胰颈部占位（箭头所示）增强扫描后边界清晰，内部可见片状稍高密度影
及散在低密度影，边缘可见多发致密结节影。

【超声表现】常规超声及 CEUS 检查结果见图 45-2。

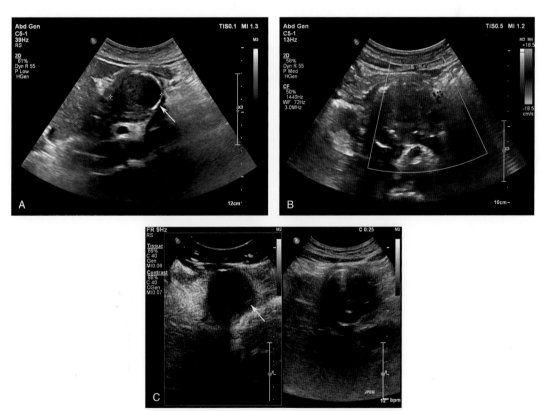

图 45-2　胰腺占位超声声像图

A. 纵切面灰阶超声示胰颈部低回声病变（箭头所示），边界尚清晰，内回声不均，周边可见强回声钙化；B. 横切面 CDFI 图像示病变内未见血流信号；C. 横切面 CEUS 动脉期，病灶大部分呈无增强，仅边缘存在少许低增强区域（箭头所示）。

【超声诊断】胰颈实性占位,结合 CEUS 大范围无增强区,考虑 SPN 伴囊性变可能。

【超声诊断依据】胰腺占位特征:实性,边界清晰,呈不均质回声,周边可见钙化;CEUS 提示病灶内大范围囊性变区域,仅周边部少许低增强区。

【推荐】建议超声引导下穿刺活检。

【最终诊断】在超声引导下,对 CEUS 检查时病灶周边低增强区行细胞学穿刺活检+TCT,结合免疫组化结果,诊断为胰腺 SPN。后行肿物切除术,术后病理为胰腺 SPN 伴明显退变及囊性变。免疫组化结果:AE1/AE3(−),AAT(+),AACT(+),PR(+),CD10(+),CgA(−),Ki-67(1%),Syn(+),Vimentin(+),β-catenin(+),CD99(−)。

【点评】胰腺 SPN 好发于年轻女性,病灶与正常胰腺有明显界限,较大的病灶内部可因坏死形成假囊,而病灶边缘的钙化提示肿瘤生长病程较长。上述典型表现均与本例相符。常规超声下,病变呈大范围的实性区域,而 CEUS 下发现病变仅边缘是有肿瘤细胞活性的区域,很好地指导了穿刺位点。这提示 CEUS 可提高穿刺阳性率,特别是对于初次穿刺阴性的病例,可以考虑造影后穿刺。

(桂 阳、孝梦甦)

病例 46

【病史】女,55 岁,5 年前发现胰尾占位,大小 2.3cm×2.0cm,未予治疗,后定期复查,肿瘤缓慢增长,现为进一步诊治入院。

【实验室检查】CEA 7.25ng/ml(≤5.00ng/ml),CA19-9 检测值在正常范围。

【其他影像学检查】增强 CT 检查结果见图 46-1。

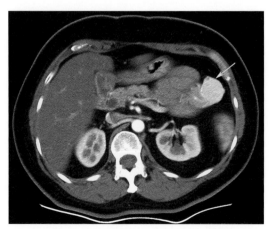

图 46-1　胰腺占位增强 CT 图像

胰尾占位(箭头所示)增强扫描明显高强化,边界清楚光滑。

【超声表现】常规超声及 CEUS 检查结果见图 46-2。

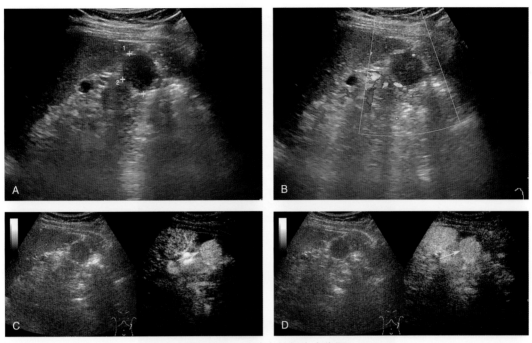

图 46-2 胰腺占位超声声像图

A. 灰阶超声示胰尾低回声占位（＋ 所示），外凸，大小约 2.8cm×2.5cm，与周围组织分界清晰；B. CDFI 示占位边缘可见血流信号；C. CEUS 动脉期，明显团状高增强（箭头所示）；D. CEUS 静脉期，缓慢廓清仍呈高增强（箭头所示）。

【超声诊断】胰尾实性占位，考虑 pNEN。

【超声诊断依据】胰尾占位特征：实性，类圆形，与周围结构界限清晰；CEUS 示其早于胰腺实质强化，呈明显团状高增强，廓清缓慢。

【最终诊断】患者行胰腺肿物手术切除，术后病理诊断为高分化 pNEN G1 级。

【点评】该患者病程长，发现胰腺占位 5 年，无明显临床症状，复查肿瘤增长缓慢。灰阶超声胰尾占位呈类圆形，边界清晰，诊断考虑良性可能性大。CEUS 动脉期占位早于胰腺实质呈快速均匀强化，增强程度明显高于周围胰腺实质，静脉期仍呈高增强，符合 pNEN 富血供的特点，与手术病理一致。

（范智慧、王延杰）

病例 47

【病史】女，55 岁，体检发现胰腺占位，为进一步确诊就诊。

【实验室检查】TBIL、DBIL、CA19-9、CEA 检测值均在正常范围。

【其他影像学检查】增强 CT 检查结果见图 47-1。

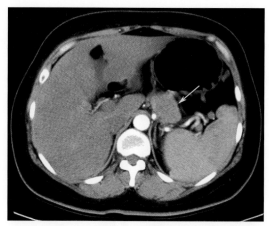

图 47-1　胰腺占位增强 CT 图像

增强 CT 显示胰尾占位呈低增强（箭头所示）。

【超声表现】常规超声及 CEUS 检查结果见图 47-2。

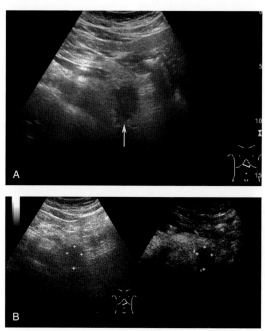

图 47-2　胰腺占位超声声像图

A. 横切面灰阶超声，胰尾占位呈低回声（箭头所示）；

B. CEUS 动脉期，占位呈低增强（+ 所示）。

【超声诊断】胰尾部占位，倾向胰腺癌。

【超声诊断依据】胰尾占位特征：实性，低回声，边界欠清，造影动脉期呈低增强，为胰腺导管腺癌典型增强表现，诊断首先考虑为胰腺癌。

【推荐】建议超声引导下穿刺活检。

【最终诊断】患者行超声引导下穿刺活检,穿刺病理为神经内分泌瘤 G2 级。

【点评】pNEN 在间质纤维组织较多时,CEUS 可以呈低增强,与胰腺癌难以鉴别。在无胰管扩张并且病灶边界相对较清晰时,应谨慎鉴别低强化 pNEN 与胰腺癌,必要时要进行穿刺活检明确诊断,对患者的进一步治疗有重要指导意义。

(范智慧、王延杰)

病例 48

【病史】男,27 岁,消瘦 9 个月,发现血糖升高,左腹部伴背部疼痛半年余。

【实验室检查】CEA 8.6ng/ml(≤5.0ng/ml),CA125 1 039.0U/ml(≤35.0U/ml),NSE 16.4ng/ml(≤16.3ng/ml)。

【其他影像学检查】^{68}Ga-PET/CT 示:胰腺弥漫肿胀,胰头为著,密度不均匀,生长抑素受体弥漫高表达,考虑 pNEN 可能性大。增强 CT 检查结果见图 48-1。

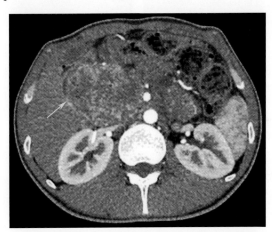

图 48-1 胰腺增强 CT 图像
胰腺弥漫性肿大,平扫及增强扫描显示密度不均,胰头(箭头所示)
部分实质可见明显强化,另胰头可见多发钙化。

【超声表现】常规超声及 CEUS 检查结果见图 48-2。

【超声诊断】胰腺弥漫性病变,pNEN 可能。

【超声诊断依据】胰腺弥漫性肿大,回声不均,以胰头部为著,周边及内部可见极丰富血流信号,CEUS 动脉期快速高增强,表现为富血供模式。

【推荐】建议超声引导下穿刺活检。

【最终诊断】患者行超声引导下穿刺活检,病理结果:穿刺少许肿瘤组织,结合免疫组化,符合 pNEN;Ki-67 增殖指数高(>20%),考虑为神经内分泌瘤 G3 可能性大。免疫组化结果:AE1/AE3(+),CgA(+),Ki-67(约 30%),Syn(+),β-catenin(膜 +),ATRX(+),SSTR2(3+)。

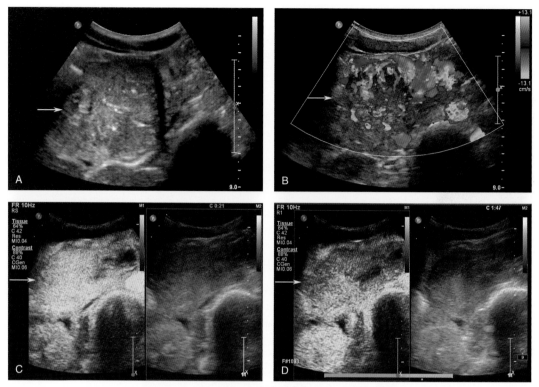

图 48-2　胰腺超声声像图

A. 灰阶超声示胰腺弥漫性肿大,回声不均,以胰头部为著(箭头所示),范围约 7.9cm×6.3cm,内见数个条形强回声;B. CDFI 示周边及内部见极丰富血流信号(箭头所示);C. CEUS 动脉期,病灶呈不均匀高增强(箭头所示);D. CEUS 静脉期,逐步减退(箭头所示)。

【点评】pNEN 相对少见,可分为高分化神经内分泌瘤、低分化神经内分泌癌及混合性神经内分泌 - 非神经内分泌肿瘤,细胞增殖活性分级采用核分裂象计数和 Ki-67 指数两项指标。pNEN 通常为富血供肿瘤,CEUS 增强时间较早,增强水平较高,有助于与胰腺癌鉴别。本例中,结合超声表现及其他检查结果,考虑 pNEN 可能,经穿刺活检病理证实。

(陈天娇、孝梦甦)

病例 49

【病史】男,66 岁,腹痛一周,外院 CT 提示胰腺占位,恶性可能;不除外肝多发转移。

【实验室检查】NSE 22.6ng/ml(≤ 16.3ng/ml),CEA、CA19-9 检测值在正常范围。

【其他影像学检查】^{18}F-FDG PET/CT:胰腺体部见放射性摄取不均匀增高肿块,病变大小 3.7cm×4.5cm×4.2cm,SUVmax 8.0,延迟显影示 SUVmax 8.8,符合恶性病变;腹膜后腹主动脉旁多个转移淋巴结；双肺多发转移；肝内多发转移灶。

【超声表现】常规超声及 CEUS 检查结果见图 49-1。

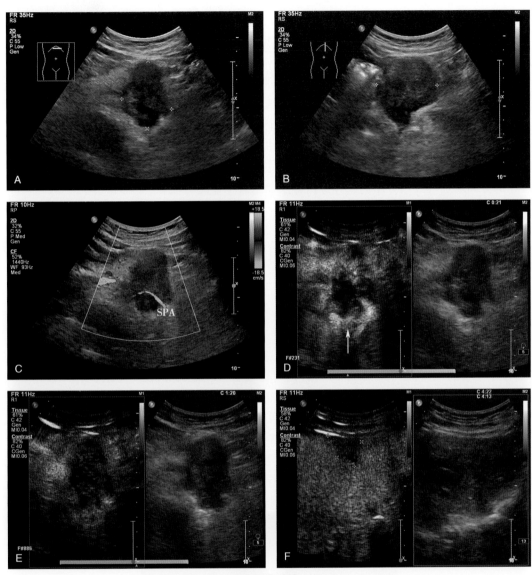

SPA. 脾动脉。

图 49-1　胰腺占位超声声像图

横切面（A）及纵切面（B）灰阶超声示胰腺体尾交界处可见低回声，大小 3.7cm×4.5cm×4.8cm，形态不规则，边界尚清；CDFI（C）示病灶内未见明确血流信号，将脾动脉包裹在内；CEUS 动脉期（D）示病灶（箭头所示）可见不均匀低增强，内散在片状极低增强区；CEUS 静脉期（E）可见快速减退，呈边界欠清晰的低增强（箭头所示）；CEUS 延迟期（F）示肝内可见多处低增强区，较大者位于肝左叶，大小约 2.7cm×2.0cm。

【超声诊断】胰腺体尾交界处实性占位，恶性可能性大（纤维化明显）；肝内多发转移灶可能性大。

【超声诊断依据】胰腺占位呈实性低回声,形态不规则,病灶内未见明确血流信号,CEUS 动脉期不均匀低增强、静脉期快速减退,表现为乏血供模式。

【推荐】建议超声引导下穿刺活检。

【最终诊断】患者行超声引导下穿刺活检,病理结果:结合免疫组化,考虑为神经内分泌瘤 G2 级。免疫组化结果:CgA(+),Ki-67(18%),Syn(+),TTF-1(+),CD56(+),P53(散在 +),ATRX(+),SSTR2(−),CK7(+)。

【点评】本例中,穿刺活检病理结果考虑为神经内分泌瘤 G2 级,但 ^{18}F-FDG PET/CT 及超声检查均首先考虑病变可能为恶性,而未作出神经内分泌瘤的相关提示。考虑相关原因为本例胰腺占位的超声表现为乏血供模式,而 pNEN 通常为富血供肿瘤,多数胰腺癌则为乏血供表现;^{18}F-FDG PET/CT 诊断增殖缓慢的神经内分泌瘤(通常为 G1 或 G2 级)的灵敏度较低,而 ^{68}Ga-SSA(生长抑素类似物)结合 PET/CT 可提高 pNEN 诊断的灵敏度。此外,NSE 可在部分高级别神经内分泌瘤或神经内分泌癌患者中显著升高。

(陈天娇、孝梦甦)

病例 50

【病史】女,54 岁,患者 4 年余前开始出现进食少及劳累时有饥饿感,伴乏力、出汗、手抖,多于午餐前发作,症状可在约 10 分钟内自行缓解,发现胰腺占位 1 年余。

【实验室检查】监测期间最低空腹血糖为 3.8mmol/L;72 小时饥饿试验:共 2 次低血糖发作,发作时血糖均为 2.7mmol/L,同步胰岛素水平未见降低(6.5μU/ml、10.2μU/ml)。

【其他影像学检查】外院 ^{68}Ga-NODAGA-LM3 标记 PET/CT:胰腺颈体部可见局灶性异常生长抑素受体高表达灶,SUVmax 36.9,考虑为中高分化 pNEN。增强 CT 检查结果见图 50-1。

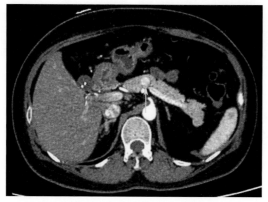

图 50-1　胰腺增强 CT 图像
胰腺颈体部见结节状明显强化灶(箭头所示),大小约 1.3cm×1.3cm,
强化程度各期均高于正常胰腺实质。

【超声表现】常规超声检查结果见图 50-2。

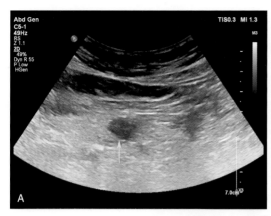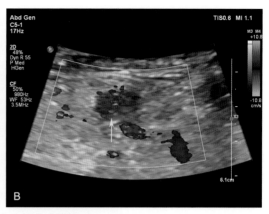

图 50-2 胰腺占位超声声像图

A. 灰阶超声示胰腺颈体部见低回声(箭头所示),大小约 1.6cm×1.0cm,形态规则,边界清;

B. CDFI 示内见条状血流信号(箭头所示)。

【超声诊断】胰腺实性占位,血流较丰富,结合病史,胰岛素瘤可能。

【超声诊断依据】肿瘤体积较小,呈均匀的低回声,形态规则,边界清晰,内部血流信号较丰富。

【推荐】建议外科就诊,评估手术可行性。

【最终诊断】患者行胰体尾+脾切除术,术后病理:pNEN(胰岛素瘤,G1 级,核分裂<2/10HPF)。免疫组化结果:CgA(+),Gastrin(-),Glucagon(-),Insulin(+),Ki-67(1%),Somatostatin(-),Syn(+),P53(-),ATRX(+),SSTR2(+),MGMT(-)。

【点评】胰岛素瘤为最常见的功能性 pNEN,以发作性低血糖综合征为特征,可表现为心悸、出汗、认知障碍、精神症状、癫痫样发作等,较为典型的临床表现是"Whipple 三联征",即:自发性周期性发作低血糖症状、昏迷及其他精神神经症状,每天空腹或劳动后发作;发作时血糖低于 2.8mmol/L;口服或静脉注射葡萄糖后,症状可立即消失。胰岛素瘤多为单发,体积较小(绝大多数直径<3cm,平均直径 1~2cm),超声可表现为圆形或卵圆形的低回声肿物,形态多较规则,边界清晰,内部血流信号丰富。结合患者的临床症状及超声表现,考虑胰岛素瘤可能,经术后病理证实。

(感谢欧阳云淑医师提供本例超声图片)

(陈天娇、孝梦甦)

病例 51

【病史】女,31 岁,间断昏迷、意识不清 6 个月。患者 6 个月前晨起未进早餐,下午出现意识丧失、呼之不应,就诊于当地医院急诊,查血糖 2.5mmol/L,予静脉推注葡萄糖后好转。后患者自行测血糖,空腹血糖最低 1.6mmol/L,偶于清晨空腹时出现意识不清,进食后缓解。

【实验室检查】外院口服葡萄糖耐量试验（OGTT）结果见表51-1。

表51-1　口服葡萄糖耐量试验结果

监测指标	0	30min	60min	120min	180min	240min	300min
血糖/(mmol·L⁻¹)	1.73	4.15	3.93	4.87	3.54	2.89	2.19
C肽/(pmol·L⁻¹)	787.4	1 603.4	1 576.9	1 830.4	1 340.4	791	824.6
胰岛素/(μU·ml⁻¹)	13.4	57.03	35.59	49.3	28.16	14.42	17.47

【其他影像学检查】PET/CT：胰头可见一放射性摄取异常增高的结节，大小 1.2cm× 1.1cm，平均 SUV 为 10.8，最高 27.4，胰高血糖素样肽 1 受体（GLP-1R）过度表达，考虑胰岛素瘤。增强 CT 检查结果见图 51-1。

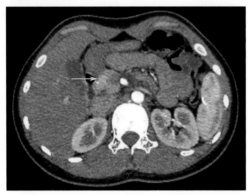

图 51-1　胰腺增强 CT 图像

动脉期胰头见类圆形稍高强化结节影（箭头所示），
直径约 8mm，动脉期 CT 值约 137HU。

【超声表现】常规超声检查结果见图 51-2。

【超声诊断】胰头钩突部实性占位，符合胰岛素瘤表现。

【超声诊断依据】胰腺占位体积较小，呈均匀的中等回声，形态规则，边界清，血流信号较丰富。

【推荐】建议外科就诊，评估手术可行性。

【最终诊断】患者行胰头肿物剜除术，术后病理：胰腺神经内分泌瘤（核分裂<1/10HPF，G1 级）。免疫组化结果：CgA（+），Gastrin（-），Glucagon（-），Insulin（-），Ki-67（2%），Somatostatin （-），Syn（+），P53（-），ATRX（+）。结合患者临床情况，考虑胰岛素瘤可能性大。

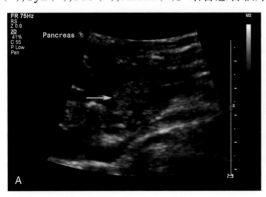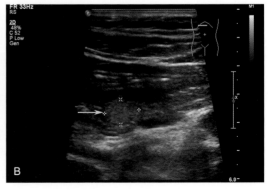

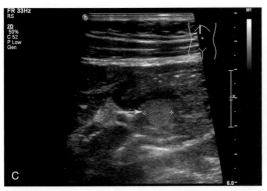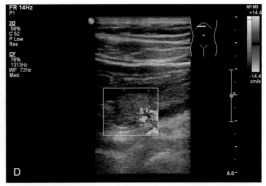

图 51-2　胰腺占位超声声像图

C5-2 探头灰阶超声（A）示胰头回声欠均（箭头所示）；L9-3 探头横切面（B）及纵切面（C）灰阶超声示胰头钩突部见中等回声（箭头所示），大小约 1.3cm×1.0cm×0.9cm，形态规则，边界清；CDFI（D）示内见较丰富条形血流。

　　【点评】此病例提示，常规检查胰腺时使用的低频凸阵探头，虽然能基本满足对胰腺疾病的检查要求，但对于细节的显示可能存在欠缺，对于腹壁较薄、病灶显示不满意的患者，联合应用高频线阵探头，观察胰腺的可疑部位及其周围结构，有助于胰腺病变的发现及鉴别。

（陈天娇、孝梦甦）

病例 52

　　【病史】男，67 岁，外院查体发现胰腺占位，为进一步诊治来院就诊。

　　【实验室检查】CA19-9 86.53U/ml（≤27U/ml），CEA 13.88ng/ml（≤5ng/ml），CA242 35.762U/ml（≤25U/ml）。

　　【其他影像学检查】增强 CT 检查结果见图 52-1。

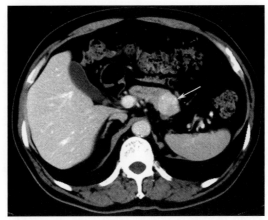

图 52-1　胰腺增强 CT 门脉期图像

胰腺体尾部结节（箭头所示），增强可见不均匀强化，边界清。

【超声表现】常规超声检查结果见图 52-2。

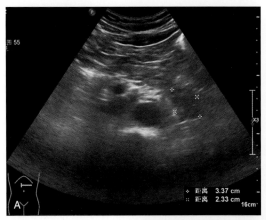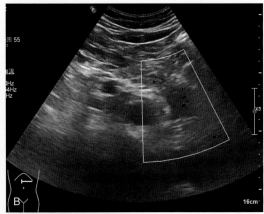

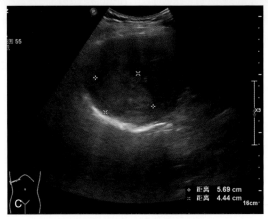

图 52-2　胰腺占位超声声像图

A. 横切面灰阶超声示胰尾部见低回声肿物,大小约 3.4cm×2.3cm,边界欠清,内回声欠均;B. 横切面 CDFI 示病灶内见少许点状血流信号;C. 右肋缘下斜切灰阶超声示肝内见多个稍高回声结节,大者约 5.7cm×4.4cm,边界尚清,周边似见低回声晕。

　　【超声诊断】胰腺尾部实性肿物,考虑恶性;肝多发实性结节,转移可能性大。

　　【超声诊断依据】胰尾部肿物特征:低回声实性肿物,与周围结构界限欠清晰,内见血流信号。肝脏肿物特征:多发,高回声实性肿物,界清晰,周边见低回声晕。

　　【推荐】建议超声引导下穿刺活检。

　　【最终诊断】肝肿瘤粗针穿刺活检病理结果支持神经内分泌来源肿瘤,结合影像学结果,不除外为胰腺肿瘤转移。

　　【点评】该患者无明显的临床症状,为查体时发现。pNEN 约占所有神经内分泌肿瘤的 1/3,可发生于胰腺任何部位,以体尾部多见。根据是否伴有激素分泌症状,可分为功能性和无功能性,功能性 pNEN 因可分泌各种激素引起相关的临床症状,故发现时体积常较小;而无功能性 pNEN 常体积较大,也更易合并出血、坏死和囊变。多数 pNEN 边界清晰,呈富血供表现,增强影像学检查肿瘤强化程度高于相邻胰腺实质。pNEN 可发生肝脏和淋巴结转移,肝转移瘤以高回声为主,部分中央可见液性区。结合此例患者的临床及影像学表现,病变符合无功能性 pNEN 伴肝转移。

（费秋婷、王 勇）

病例 53

【病史】女,44 岁,无明显诱因出现乏力,进食后上腹部不适、腹胀,进食量少,稍有腹痛,无黄疸、恶心、呕吐、腹胀、腹泻。在当地行腹部增强 CT,结果提示肝多发占位性病变,胰腺占位性病变,为进一步诊治来院就诊。

【实验室检查】NSE 370ng/ml（≤16.3ng/ml）,AFP 1 210ng/ml（≤7.00ng/ml）,CA72-4、CEA、CA125、CA19-9、CA15-3、ProGRP 检测值均在正常范围。

【其他影像学检查】腹部增强 CT 结果见图 53-1。增强 MRI 结果见图 53-2。

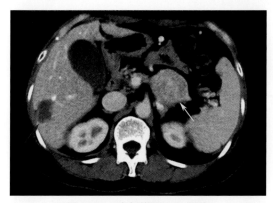

图 53-1　腹部增强 CT 图像

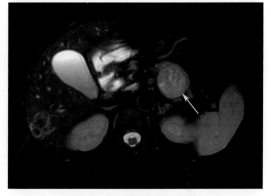

图 53-2　增强 MRI 图像

胰体尾部软组织肿块影(黄色箭头所示),边界不清,增强扫描呈稍低强化,大小约为 4.9cm×3.8cm。肿块包绕脾动脉,脾静脉管腔闭塞,胃底及胃周可见多发迂曲增粗静脉,肿块紧贴胃体上部。肝脏表面光整,肝内多发肿块影(红色箭头所示),较大者约 4.5cm×2.9cm,动脉期病变环形强化,其内可见低密度无强化区,门脉期及延迟期强化减低。

肝内可见多发 T_2WI 稍高信号结节影(红色箭头所示),DWI 呈稍高信号,增强扫描呈轻度环形强化,较大者大小约 3cm×2cm。肝内血管走行正常,肝内外胆管无扩张,胰尾部可见不均匀强化团块影(黄色箭头所示),大小约 4.4cm×3.6cm。脾动静脉受累可能,胃底及胃周见迂曲血管。腹膜后未见肿大淋巴结。

【超声表现】常规超声及 CEUS 检查结果见图 53-3。

【超声诊断】胰尾部实性占位,富血供,CEUS 符合 pNEN;肝内多发实性占位,CEUS 符合转移性病灶。

【超声诊断依据】胰腺尾部实性包块呈低回声,边界清晰,形态规则,挤压周围脏器和血管,CDFI 显示血流信号丰富。CEUS 动脉早期的边界清晰快速高增强,静脉期缓慢减退。并且肝内多发实性结节,造影"快进快退",延迟期可见廓清,提示了肝内多发转移灶,故胰腺占位为胰腺神经内分泌癌可能性大。

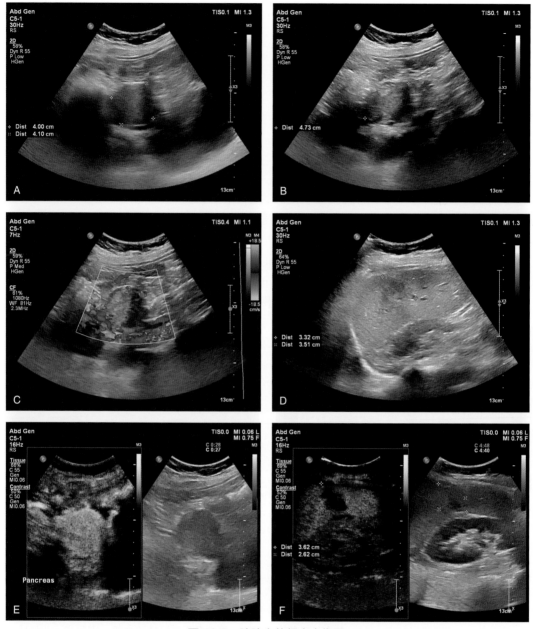

图 53-3　胰腺占位超声声像图

横切面(A)及纵切面(B)灰阶超声示胰尾部低回声,大小 4.7cm×4.0cm×4.1cm,向前外侧凸出,推挤并包绕脾动脉;CDFI(C)示周边内部血流信号较丰富;肝内见多个大小不等中低回声,较大者位于右肝后叶下段,大小3.6cm×3.3cm×3.5cm,形态不规则,边界欠清,CDFI 示边缘可见动脉血流信号(D);CEUS(E)示胰尾部实性占位动脉期呈高增强,内部可见少许充盈缺损区域,边缘可见环状结构,静脉期缓慢廓清;肝内多发实性占位动脉期可见快速高增强,增强范围较灰阶超声明显增大,门脉早期微泡开始消退,延迟期可见廓清(F)。

【推荐】超声引导下穿刺活检。

【最终诊断】肝穿病理结果回报:(左肝肿物)考虑神经内分泌肿瘤,细胞量少。免疫组化结果:CD34(血管 +),CgA(弱 +),Syn(+),CK19(−),CK7(−),GS(+),GPC-3(−),Hepatocyte

(–),Ki-67(约 20%+);(右肝肿物)考虑高增殖活性的神经内分泌瘤(G3 级),核分裂像最多 4 个 /mm²,结合临床不除外转移。

【点评】本例是一个典型的神经内分泌瘤(G3 级)。pNEN 是源于胰腺多能神经内分泌干细胞的胰腺肿瘤。年发病率 ≤ 1/100 000,占所有胰腺肿瘤的 1%~2%,pNEN 可在任何年龄出现,但以 30~60 岁多见。其中直径小于 0.5cm 的无功能性 pNEN 称为胰腺神经内分泌微腺瘤。目前认为除了胰腺神经内分泌微腺瘤是良性的以外,所有 pNEN 都具有恶性潜能。超声表现:体积小的肿瘤,内部多呈均匀的低回声,甚至为极低回声,少数为高回声,呈圆形或椭圆形,形态规则,边界清晰;肿瘤较大时,内部可合并出血囊性变;胰腺神经内分泌癌则形态不规则,与周边分界不清晰,也可出现转移征象。典型 CEUS 表现为早期的边界清晰快速高增强或等增强;病灶较小时多为均匀增强,但病灶出现囊性变、坏死时,可表现为不均匀增强;但也有少部分肿瘤因为间质含量高,表现为低增强。

（周彤彤、吕 珂）

病例 54

【病史】男,51 岁,1 个月前体检超声发现胰腺占位,无腹痛、腹胀、腹泻,无恶心、呕吐、发热。为求进一步诊治来院就诊。

【实验室检查】AFP、CA19-9 检测值均在正常范围。

【其他影像学检查】增强 CT 检查结果见图 54-1。SPECT/CT 检查结果见图 54-2。

【超声表现】常规超声及 CEUS 检查结果见图 54-3。

【超声诊断】胰腺体尾部实性占位,结合病史,pNEN 不除外。

【超声诊断依据】胰腺体尾部占位特征:实性、边界清晰。CEUS 表现动脉期向心性高增强,静脉期持续增强,呈边界欠清晰的稍高增强。结合患者实验室检查,考虑 pNEN 可能性大。

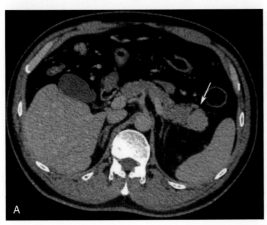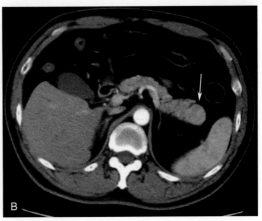

图 54-1 胰腺增强 CT 图像

胰体尾部占位(A、B,箭头所示),增强扫描强化略高于正常胰腺实质,pNEN 不除外。

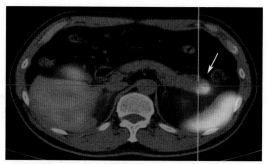

图 54-2 胰腺 SPECT/CT 图像

SPECT/CT 胸腰椎断层融合显像示胰尾部生长抑素受体
高表达病灶(箭头所示),pNEN 可能性大。

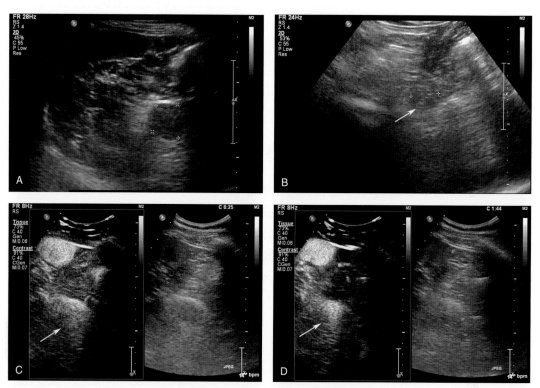

图 54-3 胰腺占位超声声像图表现

纵切面(A)及横切面(B)灰阶超声示胰腺见低回声(箭头所示),大小约 2.6cm × 2.3cm × 2.5cm,形态规则,边界清;纵切面 CEUS 动脉期(C)及静脉期(D),病变区域(箭头所示)动脉期向心性高增强,静脉期持续增强,呈边界欠清晰的稍高增强。

【推荐】建议超声引导下穿刺活检。

【最终诊断】患者行超声引导下胰腺穿刺,病理结果:少许渗出物中见成团小圆细胞聚集,不除外神经内分泌病变。患者诊疗意愿强烈,行手术切除,病理结果示:胰腺内副脾。

【点评】该患者的诊断较为困难,在 CEUS、增强 CT 和 SPECT/CT 中均表现出神经内分泌肿瘤的影像学特征,这可能是因为神经内分泌肿瘤和脾脏实质的影像学图像表现出了极大的相似性。在超声造影中,根据欧洲生物医学超声学会联盟(European Federation of Societies for Ultrasound in Medicine and Biology,EFSUMB)指南,pNEN 由于其丰富的动脉化,动脉期常表现为典型的高增强。而脾脏超声造影在动脉期常表现为不均匀("斑马条纹"模式),在 60 秒内变得均匀,通常持续时间超过 5 分钟。脾脏血供较为丰富,就造成了此病例中胰腺内的副脾病灶表现为持续缓慢的高增强,与神经内分泌肿瘤极难鉴别。在 SPECT/CT 中,副脾组织中会生理性表达生长抑素,表达量和脏器功能相关。无论生长抑素表达高低,都和神经内分泌肿瘤的不同分型难以鉴别。目前核医学检查中并没有较为有效的检查能够区分两者。有文献报道变性红细胞显像可能有助于鉴别诊断,但准确率较低。而在病理结果中,虽然副脾和神经内分泌肿瘤能够鉴别。但是,此病例中由于术前的穿刺活检中组织量较少,对诊断造成了一定的困难,被误诊为神经内分泌肿瘤。因此,对于此特殊病例的诊断,我们应结合各项检查和临床随访作出判断。

(贾琬莹、张 璟)

病例 55

【病史】男,44 岁,2 年前无明显诱因出现上腹痛,无皮肤巩膜黄染,外院超声:胆囊腔内多发强回声团;胰头后方低回声区,大小约 3.1cm×2.1cm。外院考虑"急性胰腺炎、胆囊结石",保守治疗后腹痛缓解。1 年前行胆囊切除术。1 年前外院复查超声,结果提示胰腺深部低回声团,大小约 5.0cm×3.1cm。为明确诊断来院就诊。

【实验室检查】AMY、LPS、ALT、GGT、TBIL、DBIL、CA19-9、CEA 检测值均在正常范围。

【其他影像学检查】增强 CT 检查结果见图 55-1。

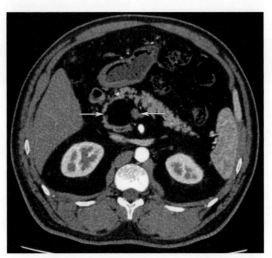

图 55-1 胰腺增强 CT 动脉期图像
胰头部低密度影(箭头所示),增强后强化不明显。

【超声表现】常规超声及 CEUS 检查结果见图 55-2。

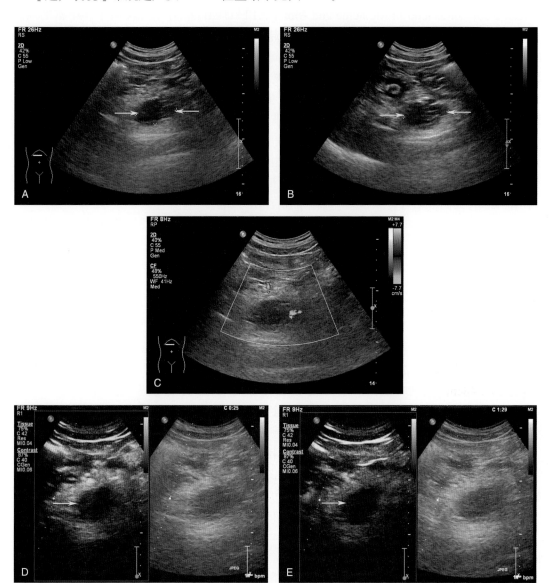

图 55-2　胰腺占位超声声像图

横切面（A）及纵切面（B）灰阶超声示胰头肿物（箭头所示）呈低回声，大小约 5.2cm × 4.7cm × 3.0cm，形态规则，与周围组织边界清晰，内见数个细条状强回声，未见胰腺萎缩、胰管扩张；横切面 CDFI（C）示病变区域内未探及明确血流信号；CEUS 动脉期（D）可见少许增强信号（箭头所示）；CEUS 静脉期（E）缓慢减退（箭头所示）。

　　【超声诊断】胰头区实性占位，CEUS 仅见少许增强信号，结合病史，不除外胰腺脂肪瘤可能。

　　【超声诊断依据】胰头区占位特征：极低回声，与周围结构界限清晰，内见细条状强回声，CEUS 表现为少许增强。

　　【推荐】建议超声引导下穿刺活检。

【最终诊断】患者未行穿刺诊断,临床诊断为胰腺脂肪瘤,CEUS 随访复查 3 年,病灶未见明显变化。

【点评】胰腺脂肪瘤较为罕见,起病隐匿,质地柔软,极少合并胆总管、胰管梗阻及相关并发症。CT 值 –70~–120HU,可明确提示脂肪成分。超声表现上,本例胰腺脂肪瘤与其他部位脂肪瘤类似,边界清晰,极低回声内见细条状强回声。

(陈雪琪、孝梦甦)

病例 56

【病史】女,18 岁,2 年前因右上腹疼痛行超声检查,结果提示胰腺多发结节;外院 MRI 提示胰腺颈体部多发异常信号,明显强化,最大者大小为 2.2cm×1.9cm,考虑 pNEN;PET/CT 结果:胰腺头颈体多发低密度结节,未见高代谢,倾向良性;行 EUS-FNA,病理结果提示凝血块中少量梭形细胞,由于组织少,不除外肿瘤。外院建议行全胰切除手术,患者未行手术。1 年前复查腹部增强 CT,结果提示肿物未见明显变化。3 个月前于外院再次行 EUS-FNA,病理结果提示纤维样渗出物中见少许炎细胞浸润,未见恶性成分,少数腺上皮,未见肿瘤细胞;Ga^{68}-PET/CT 结果:胰腺多发低密度结节,未见高代谢,难以定性,最大两个结节直径分别为 2.48cm 及 3.12cm。患者为进一步诊治前来就诊。

【实验室检查】血常规、肝肾功能、胰酶、CA242、CEA、CA19-9、CA125、CA72-4 检测值均在正常范围。

【其他影像学检查】生长抑素受体显像未见明显异常。

【超声表现】常规超声及 CEUS 检查结果见图 56-1。胰腺头部及体尾部病变的 CDFI 及 CEUS 表现类似。

【超声诊断】胰腺多发实性占位,良性倾向。

【超声诊断依据】胰头区占位特征:多发实性占位,边界清晰,CEUS 动脉期等增强,静脉期缓慢廓清。

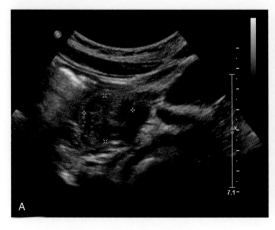
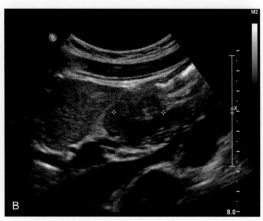

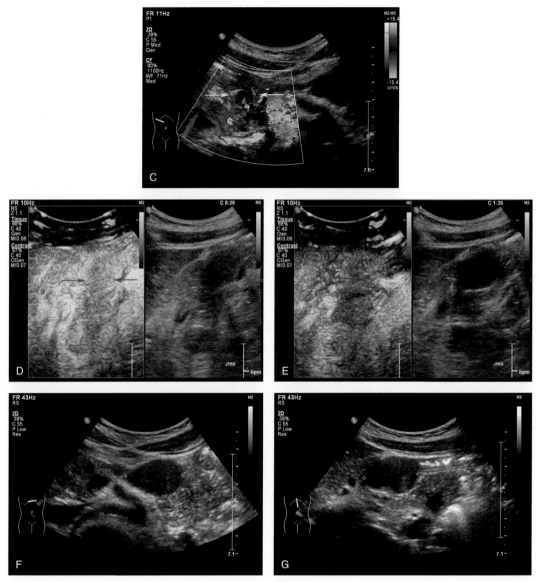

图 56-1　胰腺占位超声声像图

横切面（A）及纵切面（B）灰阶超声示胰头低回声，大小约 2.5cm×2.4cm×2.2cm，边界清晰；横切面 CDFI（C）示病灶（箭头所示）内见较丰富血流信号；CEUS（D）示病灶（箭头所示）动脉期弥漫性增强，增强速度较正常胰腺实质稍慢，动脉中晚期可达等增强；CEUS（E）示病灶（箭头所示）静脉期减退；横切面（F）及纵切面（G）灰阶超声示胰腺体尾交界处低回声，大小约 3.2cm×3.4cm×2.3cm，边界清晰。

【推荐】建议超声引导下穿刺活检。

【最终诊断】患者于超声引导下，行组织学活检（18G 组织活检针），病理：穿刺少许横纹肌、纤维及胃黏膜组织，可见增生的梭形细胞，结合免疫组化，考虑为孤立性纤维性肿瘤。

【点评】孤立性纤维性肿瘤为临床罕见疾病，该例患者超声表现为多发的边界清晰的类圆形实性肿物，CEUS 动脉期呈弥漫性等增强，首先需要考虑多发 pNEN、淋巴瘤等。如考虑为多发 pNEN,该类肿瘤低度恶性,需要手术切除,本例患者病灶为多发,手术范围较大。患者年龄小,治疗选择需要慎之又慎,明确的术前诊断可以帮助患者避免不必要的手术。

(陈雪琪、孝梦甦)

病例 57

【病史】女,65 岁,左上腹痛进行性加重伴消瘦 6 月余,外院 CT 示胰尾部占位,考虑胰腺癌可能,为进一步治疗转至本院。

【实验室检查】CA19-9 2 061U/ml(≤ 37U/ml),CEA 检测值在正常范围。

【其他影像学检查】增强 CT 检查结果见图 57-1。

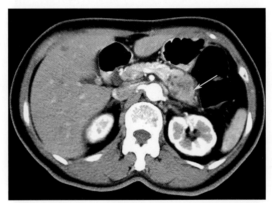

图 57-1　胰腺占位增强 CT 图像
胰体尾部占位(箭头所示)不均匀低强化,边界模糊,脾动静脉同病变分界不清。

【超声表现】常规超声及 CEUS 检查结果见图 57-2。

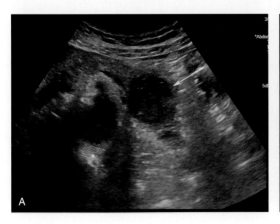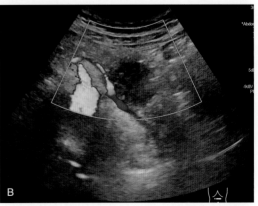

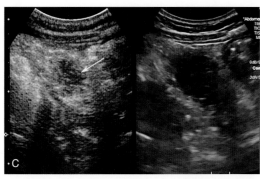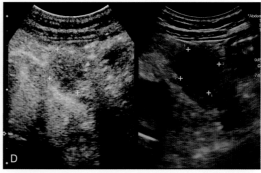

图 57-2　胰腺占位超声声像图

A. 灰阶超声,胰体尾部低回声占位(箭头所示),大小约 3.3cm×2.9cm,与周围组织分界不清;B. CDFI,占位内无血流信号,占位紧贴脾动、静脉;C. CEUS 动脉期,呈不均匀低增强(箭头所示);D. CEUS 静脉期,快速廓清(+ 所示)。

【超声诊断】胰体尾部占位,考虑胰腺癌。

【超声诊断依据】胰体尾占位特征:实性,与周围结构界限不清,浸润性生长并侵犯周围血管,CEUS 表现为不均匀低增强,静脉期快速廓清,提示为乏血供病变。

【最终诊断】患者行手术治疗,术后病理诊断为胰腺低分化导管腺癌。

【点评】本例患者老年女性,灰阶超声显示胰体尾部低回声占位,边界不清,侵犯周围血管,高度怀疑恶性,CEUS 显示动脉期病灶延迟强化,呈不均匀低增强,静脉期快速廓清,符合胰腺癌乏血供的肿瘤特点,结合实验室检查 CA19-9 明显增高,诊断考虑胰腺癌,与手术病理结果一致。

(范智慧、王延杰)

病例 58

【病史】男,71 岁,因腹痛于外院行增强 CT 检查,结果发现胰腺占位,为进一步诊治入院。

【实验室检查】CA19-9 39U/ml(≤ 37U/ml),TBIL、DBIL、CEA 检测值均在正常范围。

【其他影像学检查】增强 CT 检查结果见图 58-1。

【超声表现】常规超声及 CEUS 检查结果见图 58-2。

【超声诊断】胰体占位,考虑胰腺癌,侵犯脾动静脉、肠系膜上静脉及门静脉。

【超声诊断依据】胰体占位特征:实性,与周围结构界限不清,呈浸润性生长,侵及脾静脉、肠系膜上静脉及门静脉,并形成癌栓,包绕脾动脉;CEUS 动脉期呈不均匀低增强。

【推荐】建议超声引导下穿刺活检。

【最终诊断】患者行超声引导下穿刺活检,病理诊断为低分化导管腺癌。

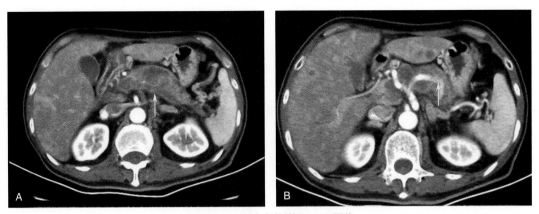

图 58-1 胰腺占位增强 CT 图像

A. 动脉期,胰体部占位呈低增强,胰尾萎缩,占位后方脾静脉及肠系膜上静脉内充满
低密度实性成分(箭头所示);B. 动脉期,占位包绕脾动脉(箭头所示)。

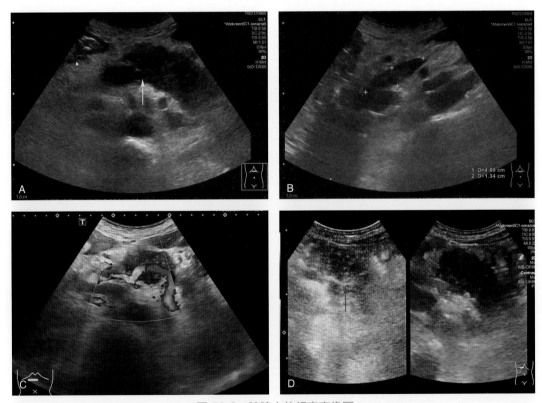

图 58-2 胰腺占位超声声像图

A. 横切面灰阶超声,胰体占位呈低回声,边界不清,脾静脉内充满低回声,与占位分界不清(箭头所示);
B. 纵切面灰阶超声,肠系膜上静脉至门静脉内可见低回声实性成分(+所示);C. CDFI,胰体占位包绕脾
动脉;D. CEUS 动脉期,胰体占位呈低增强,包绕脾动脉(箭头所示)。

【点评】胰腺癌是胰腺最常见的恶性肿瘤,恶性度高,呈侵袭性生长,边界不清,可侵及
周围大血管,而 pNEN 和 SPN 多边界清晰,恶性度低,较少侵犯周围血管。本例患者为老年

男性,胰体占位边界不清,侵犯周围血管并形成血栓,高度怀疑恶性,CEUS 动脉期表现为典型的低增强,诊断考虑胰腺癌。

(范智慧、王延杰)

病例 59

【病史】女,64 岁,3 周前因腹痛在当地医院就诊,行 CT 检查发现胰头占位。2 周前出现黄疸,近 3 周体重减轻 6kg,为进一步诊治入院。

【实验室检查】TBIL 43.4μmol/L(1.7~20.0μmol/L),DBIL 39.9μmol/L(≤6.0μmol/L),ALT、GGT、CA19-9、CEA 检测值均在正常范围。

【其他影像学检查】增强 MRI 检查结果见图 59-1。

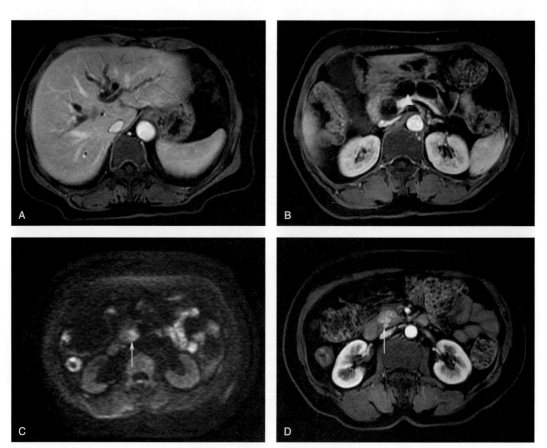

图 59-1　胰腺占位增强 MRI 图像

A. 肝内胆管扩张;B. 胰管明显扩张(三角所示);C. DWI 序列,胰头占位呈高信号(箭头所示);
D. 胰头占位呈高增强(箭头所示)。

【超声表现】常规超声及 CEUS 检查结果见图 59-2。

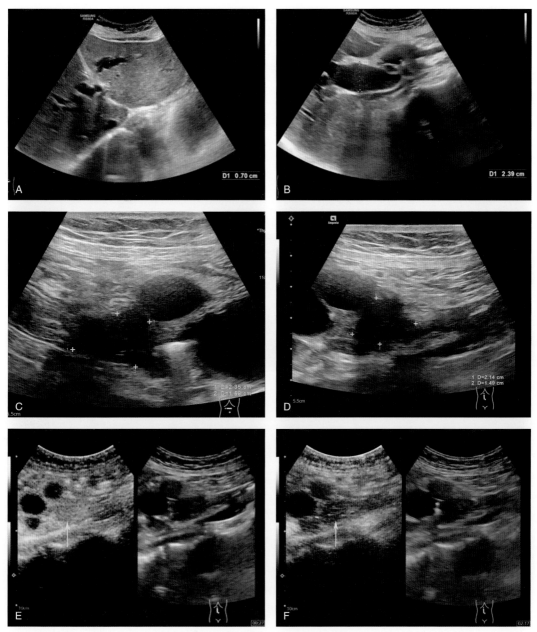

图 59-2　胰腺占位超声声像图

灰阶超声（A、B）示肝内、外胆管扩张；横切面（C）及纵切面（D）灰阶超声示胰头占位呈低回声（+ 所示），大小约 2.4cm×1.6cm，与周围组织分界欠清；CEUS 动脉期（E）示胰头占位与周围胰腺组织呈同步等增强（箭头所示）；CEUS 静脉期（F）示缓慢廓清呈低增强（箭头所示）。

【超声诊断】胰头区占位，倾向恶性，首先考虑胰腺癌。

【超声诊断依据】患者有梗阻性黄疸，肝内外胆管和胰管明显扩张，呈典型"双管征"；胰头区占位特征：实性，低回声，与周围组织分界欠清，CEUS 动脉期胰头病灶与周围胰腺实质呈等增强,静脉期缓慢廓清至低增强。

【推荐】建议 EUS 引导下穿刺活检。

【最终诊断】为患者行 EUS 检查,行 EUS-FNA,病理诊断为胰腺癌,随后行胰腺肿物手术切除,术后病理诊断为高 - 中分化导管腺癌(图 59-3)。

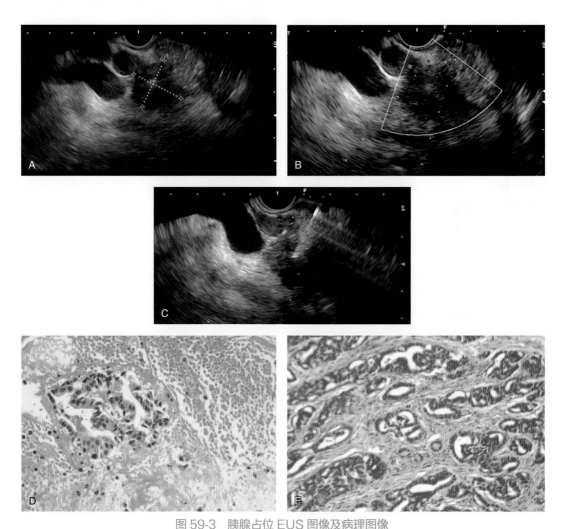

图 59-3　胰腺占位 EUS 图像及病理图像

A. EUS 灰阶图,胰头病灶呈低回声;B. CDFI,病灶边缘少量血流信号;C. EUS-FNA;
D. 穿刺病理,渗出物中可见少量异型腺体,考虑为胰腺癌;E. 手术病理,高 - 中分化导管腺癌。

【点评】本例患者有明显梗阻性黄疸症状,影像表现为"双管征",引起"双管征"最常见的胰腺病变为胰腺导管腺癌。但本例患者的增强 MRI 表现不典型,定性诊断困难。CEUS 动脉期占位呈均匀等增强,与胰腺癌典型的不均匀低增强表现不符,但静脉期可见廓清,诊断仍不能除外恶性病变。当增强 MRI 及 CEUS 诊断不一致时,可行穿刺活检明确诊断,由于病灶较小,经腹超声穿刺活检风险极大,因此推荐 EUS 引导下穿刺,穿刺病理明确诊断为胰腺癌。

（范智慧、王延杰）

病例 60

【病史】男,63 岁,因上腹疼痛一周入院。

【实验室检查】CA19-9 59.6U/ml(≤ 37U/ml),CEA 检测值在正常范围。

【其他影像学检查】增强 MRI 检查结果见图 60-1。

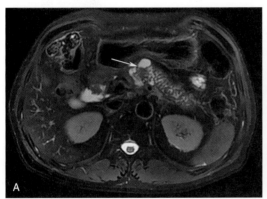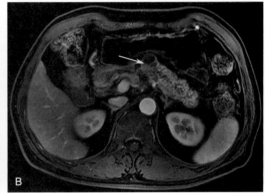

图 60-1　胰腺占位增强 MRI 图像

A. 轴位 T_2WI,胰体部见不规则形长 T_1 稍长 T_2 信号软组织肿块(箭头所示),边缘模糊;
B. 增强 MRI,动脉期低强化(箭头所示),胰腺体尾部主胰管及分支胰管扩张。

【超声表现】常规超声及 CEUS 检查结果见图 60-2。

【超声诊断】胰体部占位,考虑恶性,胰腺癌可能大。

【超声诊断依据】胰体占位特征:囊实性,与周围结构界限不清,CEUS 表现为实性部分快速不规则增强,静脉期快速廓清。

【推荐】建议超声引导下穿刺活检。

【最终诊断】穿刺病理诊断为胰腺高分化腺癌。

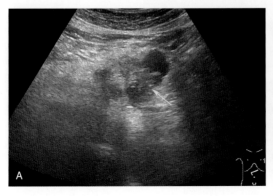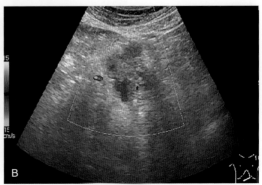

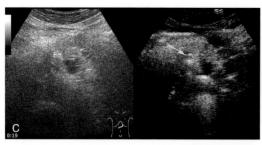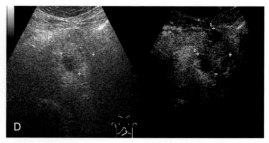

图 60-2　胰腺占位超声声像图

A. 灰阶超声,胰体部可见一囊实性占位(箭头所示),形态不规则,大小约 4.3cm×3.0cm,与周围组织分界不清;B. CDFI,实性部分内可见点状血流信号;C. CEUS 动脉期,实性部分呈快速不规则增强(箭头所示);D. CEUS 静脉期,快速廓清呈低增强(+所示)。

【点评】本例患者老年男性,肿瘤标志物 CA19-9 轻度增高,常规超声显示胰体部囊实性占位,远端胰管扩张,CEUS 显示动脉期占位内实性部分快速强化,静脉期快速消退,诊断考虑恶性,怀疑胰腺癌伴坏死可能,但需要与黏液性囊腺癌相鉴别。囊腺癌一般多见于中老年女性,内部可见多发分隔,有时单纯依靠其增强方式较难判断,后行穿刺活检,病理证实为胰腺癌。

(范智慧、王延杰)

病例 61

【病史】女,64 岁,上腹不适 2 个月,伴腰部不适、乏力。

【实验室检查】CA19-9 601.50U/ml(≤27.0U/ml),CA242 >150.0U/ml(≤20.0U/ml),CA72-4、CEA 检测值均在正常范围。

【其他影像学检查】增强 CT 检查结果见图 61-1。

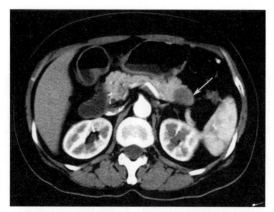

图 61-1　胰尾部占位的增强 CT 动脉期表现
胰腺尾部类圆形软组织密度影(箭头所示),大小约
2.6cm×2.2cm,强化程度低于周围胰腺实质。

【超声表现】常规超声检查结果见图 61-2。

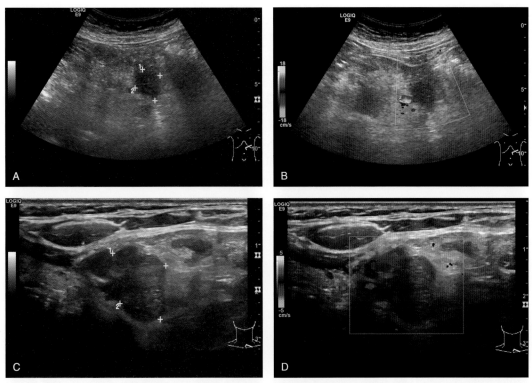

图 61-2　胰尾部占位及左锁骨上淋巴结超声声像图表现

A. 横切面灰阶超声，胰尾部低回声占位（＋所示），大小约 2.6cm×2.2cm，边界不清；B. 横切面 CDFI，周边可见少许点状血流信号，内部未探及血流信号；C. 左锁骨上淋巴结灰阶超声，左锁骨上低回声结节（＋所示），大小约 1.8cm×1.3cm，部分边界欠清，淋巴结门消失；D. CDFI，未探及明显血流信号。

【超声诊断】胰尾部实性占位，倾向恶性；左锁骨上淋巴结肿大，考虑转移。

【超声诊断依据】胰尾部占位特征：边界不清，周边可见少许点状血流，内部呈乏血供；左锁骨上淋巴结皮质明显增厚，淋巴结门结构消失。

【推荐】建议 EUS 引导下胰腺肿物穿刺活检；超声引导下左锁骨上肿大淋巴结穿刺活检。

【最终诊断】穿刺病理结果：（EUS-FNA）有分泌黏液的上皮细胞，细胞呈轻 - 中度异型性，考虑黏液上皮性肿瘤；（EUS 穿刺细胞组织块）有少许黏液上皮细胞，伴轻 - 中度异型性，考虑黏液上皮性肿瘤。左锁骨上淋巴结：纤维结缔组织及淋巴组织内可见分化较好的腺癌浸润，结合病史不除外胰腺来源。胰腺术后病理：胰腺中分化腺癌。

【点评】该患者上腹部不适，伴腰部不适、乏力，超声、CT 明确提示胰腺占位性病变，同时伴有肿瘤标志物升高，支持胰腺恶性病变；因超声同时提示左锁骨上淋巴结异常肿大，而胰腺癌是否合并远处转移会影响临床治疗决策，故对胰腺病灶和锁骨上淋巴结均进行活检定性。胰腺病灶位于胰尾部，位置较深，无合适的经皮进针路径，故行 EUS-FNA，结果不明确；而左锁骨上淋巴结穿刺结果提示为分化较好的腺癌浸润，结合病史不除外胰腺来源。术前行 12 周期化疗（紫杉醇 + 替吉奥），术后病理诊断为胰腺中分化腺癌。

（任珍伟、王 勇）

病例 62

【病史】女,55 岁,上腹部及腰背部疼痛 2 个月,伴有食欲减退、眼黄、尿黄、大便呈陶土样。近来体重下降 5kg。

【实验室检查】ALT 82.5U/L(7.0~40.0U/L),AST 50.8U/L(13.0~35.0U/L),TBIL 345.6μmol/L(≤21.0μmol/L),DBIL 198.0μmol/L(≤4.0μmol/L),IBIL 147.6μmol/L(≤17.0μmol/L),CA19-9 2 615.0U/ml(≤27.0U/ml),CEA 11.68ng/ml(0~5.00ng/ml)。

【其他影像学检查】CT 检查结果见图 62-1。

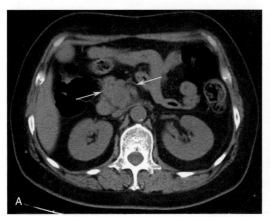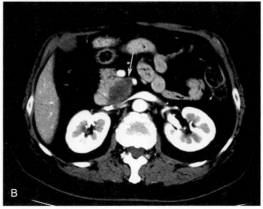

图 62-1 胰腺 CT 图像

A. CT 平扫,胰腺钩突部稍低密度肿物(箭头所示),形态不规则,边缘模糊;B. 增强 CT 动脉期,胰腺钩突部肿物呈低增强(箭头所示),低于周围胰腺实质。

【超声表现】常规超声检查结果见图 62-2。

【超声诊断】胰腺钩突部肿物,考虑恶性;肝内实性结节,不除外转移瘤;胆囊增大伴胆汁淤积。

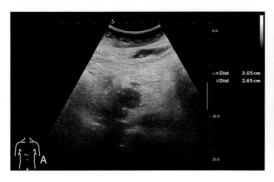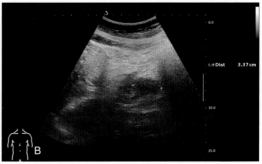

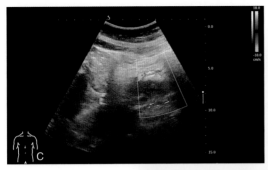
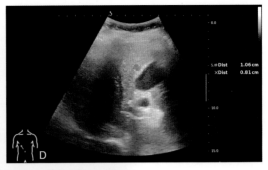
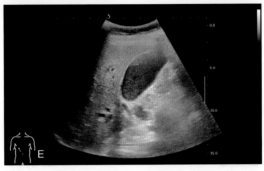

图 62-2　胰腺肿物超声声像图

横切面(A)及纵切面(B)灰阶超声示胰腺钩突部见低回声肿物,大小约 3.4cm×3.1cm×2.7cm,形态不规则,边界不清晰,内回声不均;纵切面 CDFI(C)示肿物内未探及血流信号;右肋缘下斜切面灰阶超声(D)示肝右前叶下段内见低回声结节,大小约 1.1cm×0.8cm,边界清晰;肋缘下斜切面灰阶超声(E)示胆囊体积增大,内充满细密点状回声。

【超声诊断依据】胰腺钩突部占位特征:低回声,无包膜,与正常胰腺组织无明显分界,形态不规则,内部回声不均匀,CDFI 表现为肿瘤内部无明显血流。存在低位胆道梗阻征象:常规超声探查胆囊体积增大伴有胆汁淤积,但是胰管未见明显扩张,胰腺体尾部未见明显萎缩。

【推荐】建议内镜引导下行胰头钩突部肿物穿刺活检。

【最终诊断】穿刺病理结果:(EUS 活检细胞块)血凝块及坏死物背景中见少许异性上皮细胞,考虑为腺癌细胞。

【点评】该患者临床表现为病程短、进展快,伴有体重下降,CA19-9 及 CEA 明显升高;同时患者出现眼黄、尿黄、陶土样大便,伴有 TBIL、DBIL 以及 IBIL 明显升高等典型梗阻性黄疸的表现,首先考虑为恶性肿瘤所致的梗阻性黄疸。结合灰阶超声提示胰腺钩突部不规则低回声肿物,边界不清晰,CDFI 示肿物内无明显血流信号;同时超声探查,肝内发现低回声小结节,由于胰腺癌容易发生肝转移,因此即使肝内结节体积小,边界清晰,也需要警惕转移瘤,必要时可以对其行 CEUS 检查以辅助诊断。结合患者病史及血液指标结果考虑为胰腺癌,伴有低位胆道梗阻及肝内转移。

（龚萱桐、王　勇）

病例 63

【病史】男,63岁,外院 CT 检查发现胰腺肿物 1 周,为明确诊断来院就诊。

【实验室检查】ALT 89.7U/L(7.0~40.0U/L),AST 54.0U/L(15.0~40.0U/L),GGT 285.2U/L(10.0~60.0U/L),CA19-9 1 461U/ml(≤27U/ml),CEA、TBIL、DBIL 检测值均在正常范围。

【其他影像学检查】增强 CT 检查结果见图 63-1。

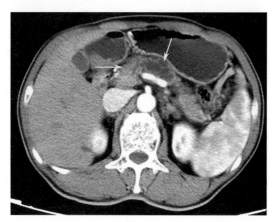

图 63-1　胰腺增强 CT 动脉期图像

胰腺体部肿物(白色箭头所示)内可见分隔,增强扫描分隔可见强化,病变与邻近胰管分界不清,远端胰管稍扩张;胰腺颈部另见结节(黄色箭头所示),呈中等强化,局部与胰腺体部肿物分界不清。

【超声表现】常规超声及 CEUS 检查结果见图 63-2。

【超声诊断】胰腺体部多房囊性肿物伴颈部实性类结节,倾向恶性,恶性胰腺 IPMN？肝内多发实性病变,倾向转移。

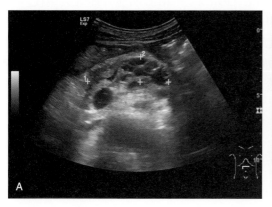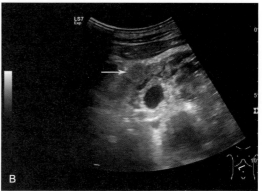

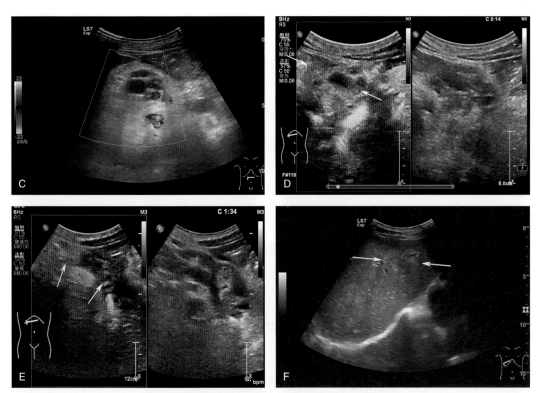

图 63-2　胰腺占位超声声像图

A. 横切面灰阶超声,胰腺体部见混合回声肿物,大小约 6.5cm×1.9cm,边界不清晰;B. 横切面灰阶超声,胰腺颈部见等回声类结节(箭头所示),与胰腺体部肿物分界不清;C. 横切面 CDFI,肿物未见明显血流信号;D. CEUS 动脉期,胰腺体部肿物内分隔及颈部结节可见增强,略低于胰腺实质(箭头所示为整体病灶范围);E. CEUS 静脉期,胰腺体部肿物内分隔呈低增强(白色箭头所示),胰腺颈部结节呈等增强(黄色箭头所示);F. 右肋间斜切灰阶超声,肝内见多发高回声,大者大小为 5.4cm×4.3cm(箭头所示),边界欠清晰。

【超声诊断依据】胰腺体部多房囊性肿物,胰腺颈部结节与其分界不清晰,与胰管关系密切;CEUS 肿物内分隔及颈部结节动脉期可见强化,静脉期廓清;肝内多发边界不清的实性肿物。

【推荐】建议超声引导下肝脏肿物穿刺活检。

【最终诊断】肝组织内见中分化腺癌浸润,结合病史,考虑胰腺来源。

【点评】该患者灰阶超声表现为胰腺体部的不规则多房囊性肿物,与周围胰腺组织分界不清晰;CEUS 动脉期肿物内分隔可见强化,静脉期廓清;并伴有肝内多发占位性病变;同时该患者 CA19-9 明显升高,因此诊断倾向胰腺恶性病变。又因为病变与胰管关系密切,所以初诊时首先考虑为恶性的胰腺 IPMN。胰腺肿物以囊性成分为主,不宜行穿刺活检,因此推荐行超声引导下肝脏肿瘤穿刺活检,以辅助明确诊断。

(龚萱桐、王　勇)

病例 64

【病史】女，57 岁，出现体重下降 2 个月，伴 CA19-9 升高。

【实验室检查】CA19-9 116.8U/ml（≤ 27.0U/ml），CA242 31.283U/ml（≤ 20.000U/ml），ALT、AST、TBIL、DBIL、CEA 检测值均在正常范围。

【其他影像学检查】增强 CT 及增强 MRI 检查结果见图 64-1、图 64-2。

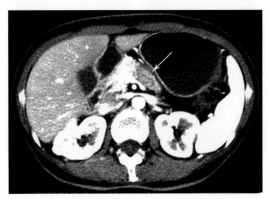

图 64-1　胰腺增强 CT 图像

胰腺体部低密度影（箭头所示），增强扫描强化程
度低于胰头实质，远端胰腺体尾部萎缩。

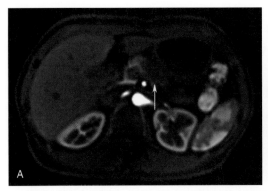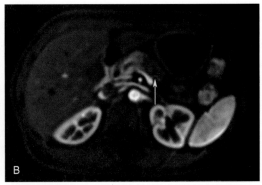

图 64-2　胰腺增强 MRI 图像

胰腺体部实性肿物（A、B，箭头所示），边界不清，增强扫描呈渐进性不均匀强化，强化低于胰腺实质。

【超声表现】常规超声检查结果见图 64-3。

【超声诊断】胰腺体部实性结节，考虑恶性可能大。

【超声诊断依据】胰体部占位特征：实性，低回声，与周围结构界限欠清晰，乏血供。

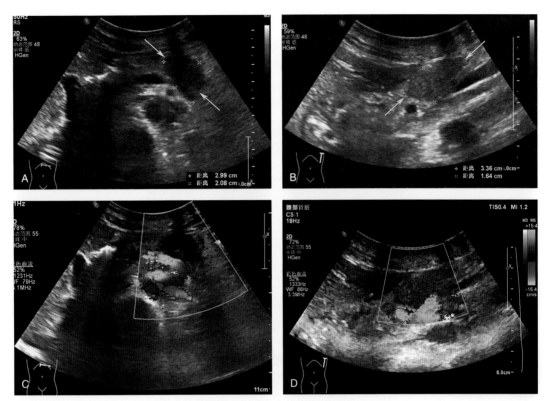

图 64-3　胰腺占位超声声像图

横切面（A）及纵切面（B）灰阶超声示胰体部低回声结节,大小约 3.4cm×2.1cm×1.6cm,与周围组织分界欠清晰,背侧紧邻脾静脉;横切面（C）及纵切面（D）CDFI 示病变区域内未见明显血流。

【推荐】建议手术切除。

【最终诊断】(胰体尾＋脾切除术)胰腺中-低分化导管腺癌,累及胰腺被膜外纤维脂肪层,可见神经侵犯,未见明确脉管瘤栓。

【点评】胰腺导管腺癌是临床最为常见的胰腺恶性肿瘤,起病隐匿,肿瘤多呈实性,无包膜,易侵犯相邻器官和组织,几乎不发生坏死、钙化及囊性变,呈乏血供型。CA19-9 是胰腺癌中应用价值最高的肿瘤标志物,可用于辅助诊断、疗效评估和复发监测。本例患者表现为非特异性的体重下降伴 CA19-9 升高,超声检查发现胰腺体部实性低回声肿物,边界不清,未见明显血流信号,支持胰腺导管腺癌的诊断。

(胡志广、王 勇)

病例 65

【病史】男,46 岁,上腹不适 13 月余,6 个月前饮酒后上腹部持续剧痛,腹部 CT 示胰头密度不均匀减低,胰腺周围渗出性改变;MRCP 示胰头略增大。考虑酒精性胰腺炎,保守治疗后缓解。后每 1~2 个月胰腺炎发作一次，发作时外院查 AMY、LIP 均升高，逐渐出现主胰管增宽，CT 提示胰头多发低密度区，边界模糊，周围脂肪密度增高，考虑慢性胰腺炎并假囊形成，后出现胰尾纤细。2 个月前就诊本院消化科，行胰头低回声区 EUS-FNA，病理结果：未见恶性肿瘤细胞。患者出院后主诉上腹部持续疼痛，于外院间断保守治疗无明显好转，为进一步诊治前来就诊。

【实验室检查】AMY、CA242、CEA、CA19-9、CA125、CA72-4 检测值均在正常范围。

【其他影像学检查】增强 CT 检查结果见图 65-1。

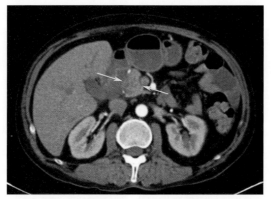

图 65-1　胰腺增强 CT 动脉期图像
胰头（箭头所示）强化不均，胰颈体尾部胰管扩张。

【超声表现】常规超声及 CEUS 检查结果见图 65-2。

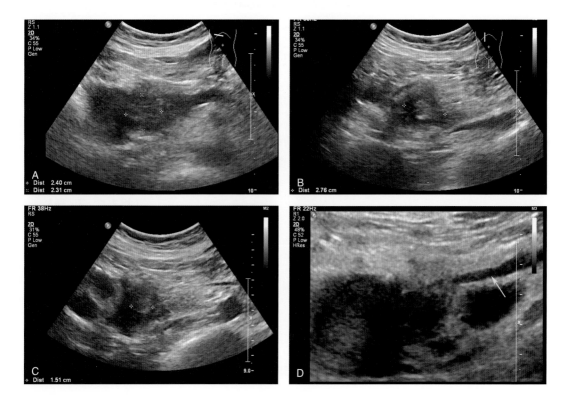

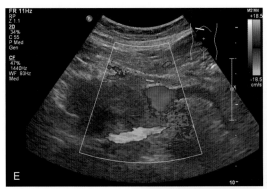
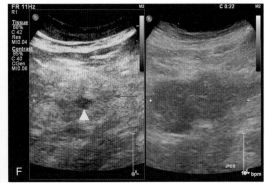
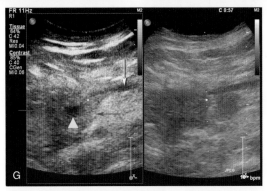

图 65-2　胰腺占位超声声像图

横切面（A）及纵切面（B）灰阶超声示胰头低回声，大小约 2.8cm×2.4cm×2.3cm，与其旁十二指肠分界不清；胰头低回声内见中高回声区，大小约 1.5cm×1.7cm×1.0cm（C）；主胰管增宽，灰阶超声显示扩张胰管于低回声病灶边缘截断（D，箭头示扩张胰管）；横切面 CDFI（E）示病灶内未见血流信号；CEUS 动脉期（F）及静脉期（G）可见病灶区（红色箭头所示）动脉期等增强，静脉期同步减退，中高回声区域（三角所示）动脉期可见弥漫性轻度增强，静脉期减退，呈边界欠清晰的低增强，扩张胰管（白色箭头所示）于中高回声处截断。

【超声诊断】胰头低回声，实性占位伴周围炎性改变可能。

【超声诊断依据】胰头区占位特征：病灶局部 CEUS 呈现动脉期明显低增强、静脉期快速减退，周边部分表现为与周围胰腺实质呈同步等增强及减退。

【推荐】建议以 CEUS 显示的病灶低增强区域为穿刺靶区，再次行超声引导下穿刺活检。

【最终诊断】病灶前方见数条小动脉，不宜行经腹超声引导下穿刺活检，故再次行 EUS-FNA，以 CEUS 提示可疑区域为穿刺靶区，病理诊断提示可见异形细胞，腺癌可能。

【点评】该患者胰腺炎反复发作，需高度怀疑可能为肿瘤导致胰管梗阻，同时，慢性胰腺炎也可见胰管扩张，炎性改变亦可与周围组织分界不清，需要着重鉴别。一般而言，胰腺癌呈低增强，炎性病灶则呈等增强，胰腺癌周围可以出现炎性改变。扩张胰管截断处常为引发梗阻的病灶所在，在 CEUS 过程中需要着重观察。本例患者病程后期胰腺炎反复发作，胰酶升高不突出，CEUS 局部呈低增强，且该低增强处为扩张胰管截断处，综合考虑，肿瘤风险仍然较高。首次穿刺结果阴性，可能取材部位为周围炎性病变区域。本病例 CEUS 提示低增强区较为可疑，并与灰阶超声显示的中高回声区重合，其后以该区域为穿刺靶区，最终病理诊断阳性。CEUS 在本例中对穿刺靶区精准定位,为取得有意义的病理诊断结果提供了帮助。

(陈雪琪、谭 莉)

病例 66

【病史】男,56 岁,阵发性上腹痛 1 月余,伴恶心,无呕吐。

【实验室检查】AMY 385U/L(35~135U/L),TBIL、DBIL、CA19-9、CEA、CA242、CA125、血清 IgG 系列检测值均在正常范围。

【其他影像学检查】急诊 CT 平扫检查结果见图 66-1。PET/CT 提示胰颈见放射性摄取异常增高的软组织肿物,SUVmax 8.4;其远端胰体尾饱满、放射性摄取弥漫增高,SUVmax 6.5。

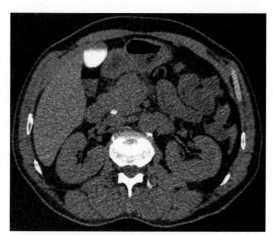

图 66-1 胰腺 CT 平扫图像
胰腺肿胀伴渗出,周围多发小淋巴结。

【超声表现】常规超声及 CEUS 检查结果见图 66-2。

【超声诊断】胰腺颈体部实性占位,恶性可能性大。

【超声诊断依据】胰腺占位特征:实性、形态不规则、边界稍模糊,CEUS 动脉期及静脉期均呈等增强,但 2 分钟以后,病灶内部开始出现廓清区,并逐步增大。

【推荐】建议超声引导下穿刺活检。

【最终诊断】患者行超声引导下经皮胰腺实性肿物细胞学活检,病理提示为腺癌。

【点评】由于胰腺导管腺癌病灶内部存在纤维化,其典型的 CEUS 表现为全程低增强。而随着对疾病了解的逐步深入,我们发现动脉期呈等增强的病例占 30%~40%。胰腺病变观察的静脉期是 31 秒到 2 分钟,根据既往经验,1 分 30 秒以内,胰腺导管腺癌病灶多已完成廓清,呈现低增强,静脉期低增强预测导管腺癌的灵敏度可达到 100%。本例的特殊之处在于,病灶的 CEUS 在 2 分钟的时间点仍然表现为等增强,与炎性病变表现相似,但随着观察时间进一步延长,廓清区逐步明显,最终病理证实为腺癌。本例提示我们,面对廓清不明显,但临床又不能除外恶性可能的病例,不能局限于观察 2 分钟,可适当延长观察时间,如 2 分钟以后病灶内出现不均匀廓清区域,也高度提示恶性。这在某种程度上,与肝脏延迟期观察廓清区预测恶性病变有一定的相似性。

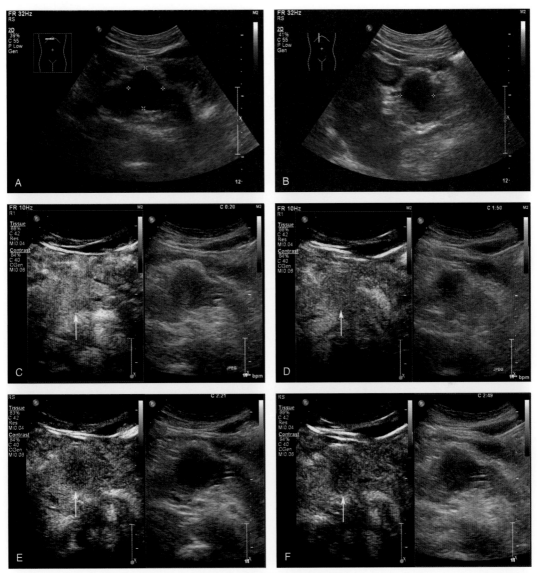

图 66-2　胰腺占位超声声像图

横切面(A)及纵切面(B)灰阶超声示胰腺颈体部低回声病灶,大小约 2.8cm×2.9cm×3.3cm,形态不规则,边缘稍模糊;横切面 CEUS 图像,动脉期(C)20 秒及静脉期(D)1 分 50 秒,病变区域(箭头所示)与周围胰腺实质呈等增强;2 分 21 秒,病变局部出现廓清区(E,箭头所示);2 分 49 秒,病灶内廓清区(F,箭头所示)进一步增大。

（桂　阳、吕　珂）

病例 67

【病史】男,51 岁,2 个月前无明显诱因出现腹胀、皮肤巩膜黄染、体重明显下降,检查发现胰腺占位。

【实验室检查】CA19-9 >700U/ml(≤40U/ml),TBIL 24.18μmol/L(5.1~22.2μmol/L),DBIL 7.48μmol/L(≤6.80μmol/L),CA125、ALT、AST、GGT 检测值均在正常范围。

【其他影像学检查】增强 MRI 检查结果见图 67-1。

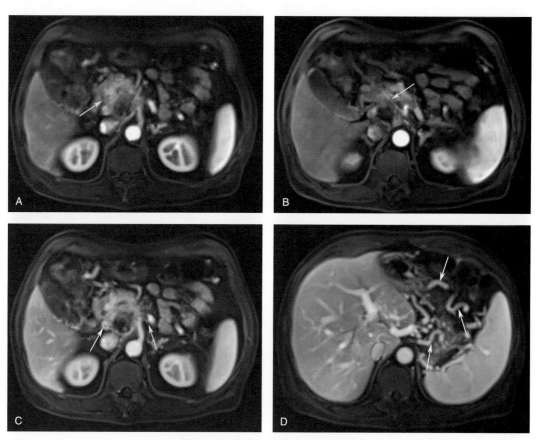

图 67-1　胰腺占位增强 MRI 图像

A. 胰头区占位(箭头所示),动脉期呈不均匀低强化;B. 病变与肝总动脉(箭头所示)关系密切;C. 病变处肠系膜上静脉(白色箭头所示)及脾静脉(黄色箭头所示)近汇合处显示不清;D. 胃周及脾门区多发迂曲血管影(箭头所示)。

【超声表现】常规超声检查结果见图 67-2。

【超声诊断】胰头钩突部实性占位伴胰源性门静脉高压。

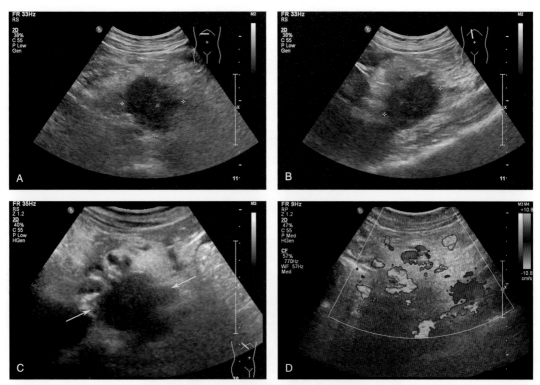

图 67-2　胰腺占位超声声像图表现

横切面（A）及纵切面（B）灰阶超声示胰头钩突部见低回声,大小为 5.0cm×4.9cm×4.7cm,形态不规则,边界不清;斜切面灰阶超声（C）示病变(箭头所示)压迫肠系膜上静脉与脾静脉近汇合处;纵切面 CDFI（D）示病变周边可见大量迂曲侧支血管形成。

　　【超声诊断依据】胰头钩突部可见实性占位,形态不规则,与周围结构分界不清,边缘见少许血流信号;胰腺占位侵犯门静脉及肠系膜上静脉;周边可见大量迂曲的侧支血管形成。

　　【推荐】不宜经皮穿刺,建议行 EUS 引导下穿刺活检。

　　【最终诊断】行 EUS 引导下穿刺活检术:胰管明显扩张。胰头可见一低回声的占位,大小约为 3.9cm×2.6cm,累及肠系膜上静脉及门静脉,(胰头组织条)炎性纤维素样渗出物中见少许高度异型增生的细胞,考虑为腺癌。

　　【点评】该患者临床表现有腹胀、黄疸及体重减轻,经超声及 MRI 检查提示有胰腺占位,且倾向恶性;同时,超声、MRI 均发现病变侵犯门静脉及肠系膜上静脉,并可见周围大量侧支血管形成,提示有门静脉高压存在;患者肝功能正常,亦无肝硬化表现,因此可诊断为胰源性门静脉高压。

（梁　华、吕　珂）

病例 68

【病史】男,72 岁,无明显诱因出现左腹疼痛,剧烈难忍,夜间难以入睡,疼痛向左侧背部放射。

【实验室检查】肿瘤标志物检测值均在正常范围。

【其他影像学检查】增强 CT 检查结果见图 68-1。增强 MRI 检查结果见图 68-2。

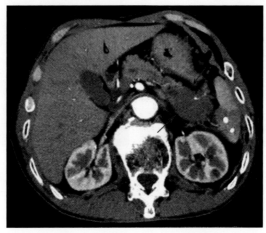

图 68-1　胰腺增强 CT 动脉期图像
胰腺尾部占位(箭头所示)呈低强化。

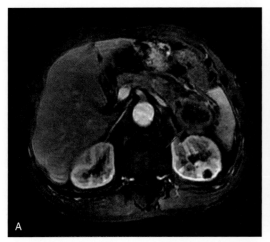
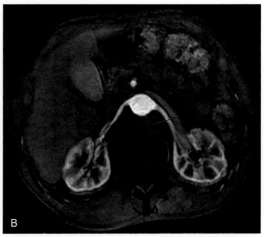

图 68-2　胰腺增强 MRI 动脉期图像
胰腺尾部占位(A、B,箭头所示)呈不均匀低强化。

【超声表现】EUS 及 CE-EUS 结果见图 68-3。

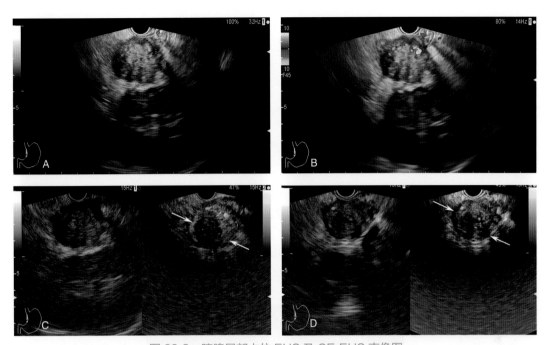

图 68-3 胰腺尾部占位 EUS 及 CE-EUS 声像图

EUS 声像图（A）示胰头肿块呈低回声，大小约 3.1cm×2.9cm，边界尚清，与周围组织分界清晰；CDFI（B）示病变区域内少许点状血流；CE-EUS（C、D）示病变区域（箭头所示）低增强。

【超声诊断】胰腺尾部低回声占位区，考虑为胰腺癌。

【超声诊断依据】胰腺尾部低回声肿块，边界尚清，CDFI 血供不丰富。CE-EUS 表现为动脉期低增强。

【推荐】建议 EUS 引导下穿刺活检。

【最终诊断】穿刺病理诊断为腺癌（图 68-4）。患者行 Whipple 术，病理诊断为胰腺中分化腺癌；免疫组化：MSH2（+），MSH6（+），MLH1（+），PMS2（+），EBER（−），P53（−），CK20（−），CK7（+），CDX2（−），P63（+）。

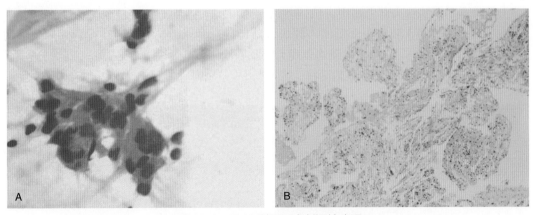

图 68-4 EUS 引导下穿刺活检病理

A. 穿刺涂片：找到少量异型细胞，考虑腺癌；B. 胰腺穿刺活检标本：腺癌。

【点评】该患者为老年男性,EUS 显示病灶低回声,边界尚清,CE-EUS 显示病灶动脉期低增强,CT 及 MRI 动脉期均显示病灶低强化。综合以上影像学结果,考虑胰腺癌可能大。

（邓 壮、蒋天安）

病例 69

【病史】男,78 岁,体检超声发现胆囊偏大,胆总管上段增宽,胆总管下段及胰头区显示不清。

【实验室检查】CA19-9 476.6U/ml（≤ 37.0U/ml）。

【其他影像学检查】增强 MRI 检查结果见图 69-1。

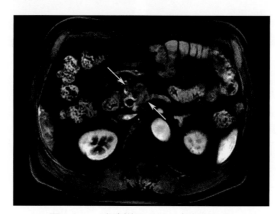

图 69-1　胰腺增强 MRI 动脉期图像
胰腺头部占位（箭头所示）呈不均匀低增强。

【超声表现】EUS 及 CE-EUS 检查结果见图 69-2。

【超声诊断】胰腺头部低回声占位,胰腺癌可能大。

【超声诊断依据】胰腺头部低回声肿块,边界欠清,形态不规则,CDFI 示病灶内未见明显血流信号。CE-EUS 及 MRI 增强均表现为动脉期低增强。

【推荐】建议 EUS 引导下穿刺活检。

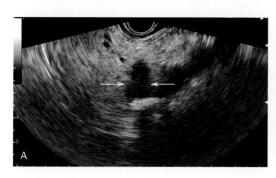
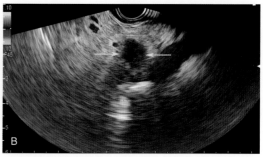

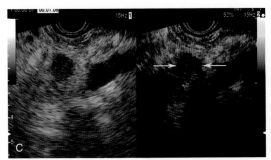
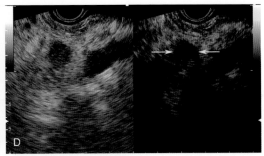

图 69-2　胰腺头部占位 EUS 及 CE-EUS 声像图

EUS 灰阶(A)及 CDFI 超声图像(B)示胰头肿块(箭头所示)呈低回声,大小约 1.3cm×1.2cm,形态欠规则,与周围组织分界欠清晰,肿块内未及明显血流信号;CE-EUS(C、D)示病变区域(箭头所示)动脉期低增强。

【最终诊断】穿刺活检诊断为腺癌,见图 69-3。

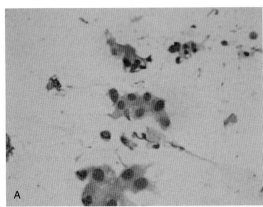
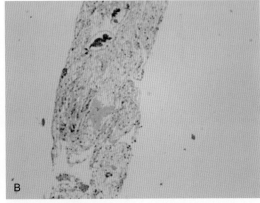

图 69-3　EUS 引导下穿刺活检病理

A. 穿刺涂片:找到少量异型细胞,考虑腺癌;B. 胰腺穿刺活检标本:腺癌。

【点评】该患者为老年男性,胰腺头部低回声肿块,边界欠清,形态不规则,CDFI 示病灶内未见明显血流信号。CE-EUS 及增强 MRI 均表现为动脉期低增强。CA19-9 明显升高,故考虑胰腺癌可能大。

(邓 壮、蒋天安)

病例 70

【病史】男,68 岁,因"尿黄 20 余天,肤黄伴陶土样便 10 余天"就诊。

【实验室检查】CA19-9 666.87U/ml(≤37.00U/ml)。

【其他影像学检查】增强 CT 检查结果见图 70-1。

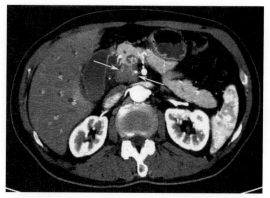

图 70-1　胰腺增强 CT 动脉期图像

胰头部占位（箭头所示），考虑胰腺癌伴胆总管受侵
闭塞，继发肝内外胆管梗阻性扩张，肝右动脉（起自
肠系膜上动脉）近段受侵。

【超声表现】EUS 检查结果见图 70-2。

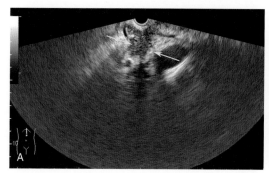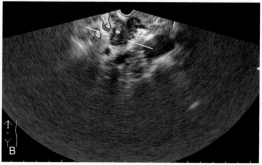

图 70-2　胰腺头部占位 EUS 声像图

A. EUS 超声图像，胰腺头部肿块（箭头所示）呈低回声，大小约 3.1cm×2.4cm，边界欠清，形态不规则；
B. CDFI 示病变区域（箭头所示）内未见明显血流信号。

【超声诊断】胰腺头部低回声占位，胰腺癌可能大。

【超声诊断依据】胰腺头部低回声占位，边界不清，形态不规则呈"蟹足样"改变，CDFI
血供不丰富。

【推荐】建议 EUS 引导下穿刺活检，见图 70-3。

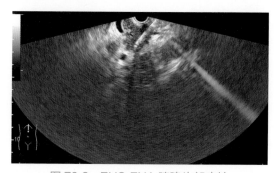

图 70-3　EUS-FNA 胰腺头部病灶

【最终诊断】穿刺活检诊断为癌,见图70-4。

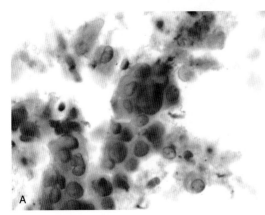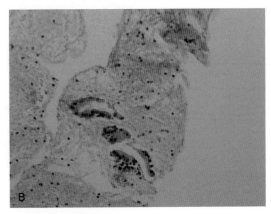

图 70-4　胰腺头部病灶穿刺活检病理图像

A.胰腺尾部占位穿刺涂片:找到少量异型细胞(首先考虑腺癌);B.胰腺占位穿刺标本:纤维渗出物中查见异型腺体,首先考虑癌。

【点评】男性患者,黄疸就诊,影像学显示胰腺头部低回声肿块伴肝内外胆管扩张,CA19-9升高,EUS显示胰腺头部病灶低回声,边界不清,形态不规则呈"蟹足样"改变,CDFI乏血供。故考虑胰腺癌可能大,病灶较小,经腹超声穿刺活检无安全路径,故选择 EUS 引导下穿刺活检。

(邓　壮、蒋天安)

病例 71

【病史】男,55岁,2个月前无明显诱因出现上腹部阵痛,左上腹为主,无恶心呕吐等,在当地医院检查,提示胰腺尾部占位。

【实验室检查】CA19-9 61.2U/ml(≤37.0U/ml)。

【其他影像学检查】增强 CT 检查结果见图 71-1。

【超声表现】EUS 检查结果见图 71-2。

【超声诊断】胰腺尾部低回声占位,胰腺癌可能大。

【超声诊断依据】胰腺尾部低回声肿块,边界尚清,CDFI 血供不丰富。

【推荐】建议 EUS 引导下穿刺活检。

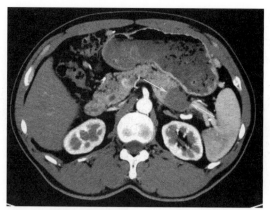

图 71-1　胰腺增强 CT 动脉期图像

胰腺尾部占位(箭头所示),考虑胰腺癌,脾静脉受侵。

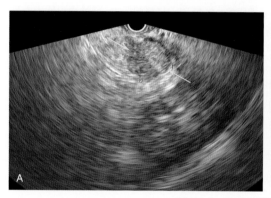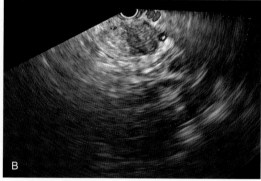

图 71-2　胰腺尾部占位 EUS 声像图

A. EUS 超声图像,胰腺尾部肿块呈低回声(箭头所示),大小约 3.1cm×2.4cm,边界尚清;B. CDFI,病变区域内未见明显血流信号。

【最终诊断】患者行 EUS-FNA,见图 71-3。病理诊断为癌,见图 71-4。

【点评】男性患者,EUS 显示胰腺尾部病灶低回声,边界尚清,CDFI 乏血供。CT 及动脉期均显示病灶低增强,结合患者 CA19-9 偏高,考虑胰腺癌可能性大。因病灶较小,且位于胰腺尾部,故经腹超声穿刺活检无安全路径,但胰腺尾部病灶在 EUS 下不受胃肠道气体的干扰,可以清晰地显示病灶,EUS 引导下穿刺活检更安全,创伤小。

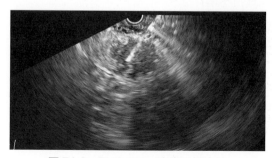

图 71-3　EUS-FNA 胰腺尾部病灶

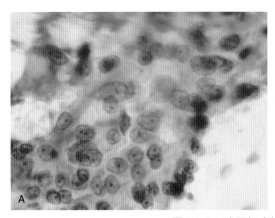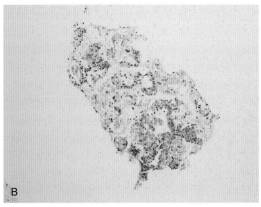

图 71-4 胰尾部病灶穿刺活检病理图像

A.胰腺尾部占位穿刺涂片:找到癌细胞(考虑腺癌);B.胰体尾部穿刺标本:纤维素样物及查见少量异型腺
体呈高级别瘤变伴坏死(符合腺癌)。

(邓 壮、蒋天安)

病例 72

【病史】男,66 岁,上腹痛 1 年余,加重半月余入院。患者 1 年余前出现上腹疼痛,为绞痛,疼痛持续不缓解,伴排气排便减少,无发热、皮肤巩膜黄染等不适。就诊于当地医院,诊断为"胆囊结石、胰腺炎",予消炎、止痛、抑制胰酶治疗后症状好转,并于次月行"胆囊切除术"。3 个月前再次出现上腹痛,性质同前,CA19-9、AMY 升高,予消炎、止痛、抑制胰酶后症状好转。半月余前,患者腹痛加剧,性质同前,为明确诊断来院就诊。

【实验室检查】ALT、AST、TBIL、DBIL、CEA 检测值均在正常范围。3 个月来,患者 CA19-9 进行性升高(图 72-1)。

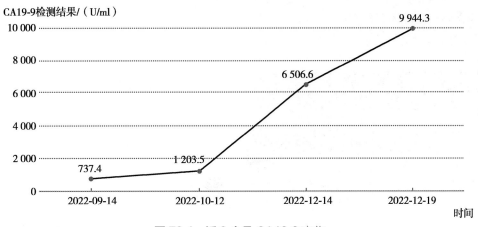

图 72-1 近 3 个月 CA19-9 变化

【其他影像学检查】增强 CT 检查结果见图 72-2。PET/CT 检查结果见图 72-3。

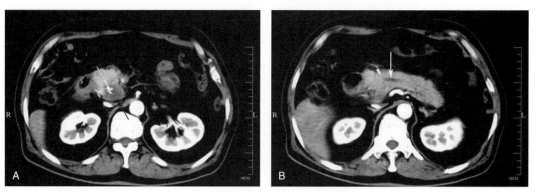

图 72-2　胰腺增强 CT 图像

A. 胰头钩突部结石(黄色箭头所示)伴周围低密度灶(红色箭头所示),呈低增强;B. 远端主胰管扩张 (箭头所示),胰周渗出性改变,首先考虑慢性炎症伴钩突癌。

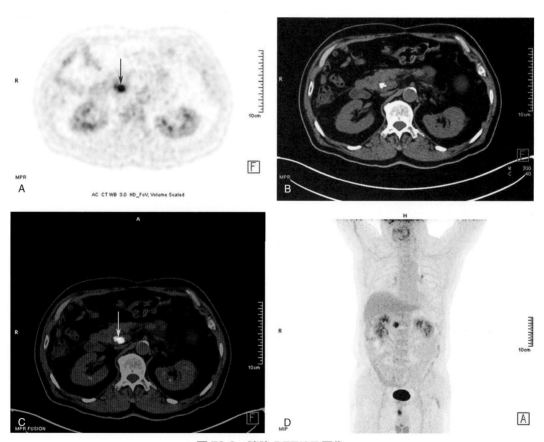

图 72-3　胰腺 PET/CT 图像

胰头钩突部高代谢病灶(箭头所示),SUV 值明显升高,首先考虑钩突癌。

【超声表现】常规超声及 CEUS 检查结果见图 72-4。

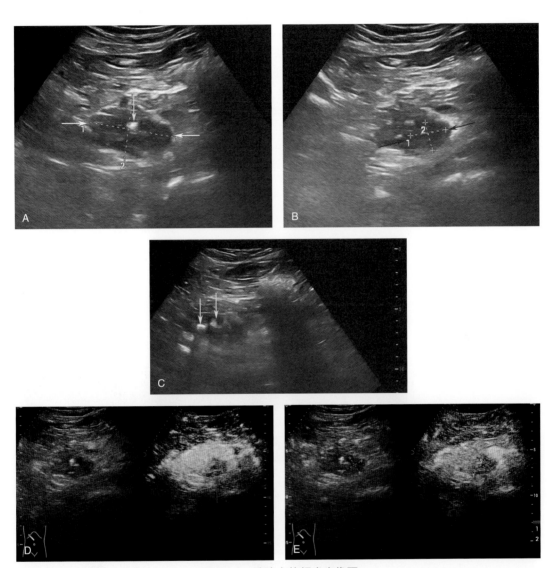

图 72-4　胰腺占位超声声像图

灰阶超声（A、B、C）示胰腺头部外形肿大（白色箭头所示），大小约 5.8cm×3.8cm，边界尚清，内见多发强回声光点（黄色箭头所示），后方隐约伴声影；钩突部局部回声减低（B，红色箭头所示），大小约 2.3cm×1.8cm，与胰腺实质分界欠清；CEUS 动脉期（D）示胰腺头部及体尾部呈均匀高增强，钩突部局部呈低增强（红色箭头所示）；静脉期（E）仍低于周围胰腺实质（红色箭头所示），大小约 2.5cm×2.0cm。

【超声诊断】胰腺钩突部占位，考虑癌。胰头多发结石，慢性胰腺炎。

【超声诊断依据】胰头增大，内见强回声光斑，钩突部局部回声减低，与胰腺实质分界欠清。CEUS 钩突部局部呈低增强。

【推荐】建议行穿刺活检明确诊断。

【最终诊断】穿刺常规病理及免疫组化提示腺癌，胰胆管表型。

【点评】患者老年男性，因反复腹痛就诊，CA19-9 进行性升高。常规超声胰腺钩突部局部回声稍减低，慢性胰腺炎、胰管多发结石诊断明确。胰腺炎患者胰腺实质回声可不均匀，

CEUS 局部低增强为诊断及穿刺提供有效信息。钩突部位置较深,行经皮穿刺活检时穿刺针经过前方相对正常胰腺实质,但需仔细观察:一方面应避免穿过和 / 或激发时取到胰管,从而避免胰瘘,一方面慢性胰腺炎患者周围可能有迂曲血管,CDFI 能帮助术者识别路径上的血管。此外,因穿刺路径无法避开前方胰腺,使用同轴针引导,可避免反复穿刺,减少出血及胰腺炎的风险。

(成　超、蒋天安)

病例 73

【病史】男,50 岁,无明显诱因出现腹部疼痛。
【实验室检查】肿瘤标志物检测值均在正常范围。
【其他影像学检查】增强 CT 检查结果见图 73-1。

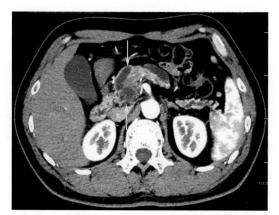

图 73-1　胰腺增强 CT 图像
胰头不规则低密度灶(箭头所示),主胰管明显扩张,
考虑混合型 IPMN,不能除外恶变,胰头病灶包绕肝
总动脉、胰十二指肠后下动脉。

【超声表现】EUS 及 CE-EUS 检查结果见图 73-2。
【超声诊断】胰腺头部囊实性病变伴主胰管扩张,IPMN 恶变可能性大。
【超声诊断依据】胰腺头部囊实性病变伴主胰管扩张,病变与主胰管相通,CE-EUS 示胰腺囊实性病变内实性部分动脉期高增强。
【推荐】建议手术。
【最终诊断】患者行 Whipple 术,病理:中分化腺癌(部分为黏液腺癌),局灶胰腺导管囊性扩张,IPMN 形成伴腺上皮中 - 重度异型增生及间质浸润;十二指肠乳头处可见一绒毛状腺瘤伴上皮轻 - 中度异型增生。

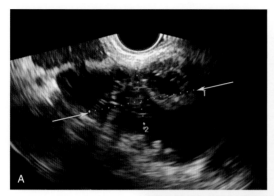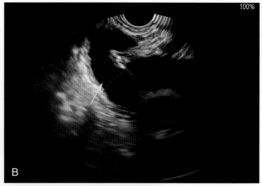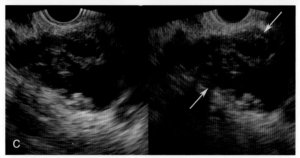

图 73-2　胰腺头部占位 EUS 及 CE-EUS 声像图

EUS 灰阶图像（A、B）示胰头部囊实性肿块，大小约 3.0cm×2.6cm（A，箭头所示），边界欠清伴主胰管扩张，较宽处约 1.0cm（B，箭头所示），肿块与主胰管相通；CE-EUS（C）示胰腺囊实性病变内实性部分动脉期高增强（箭头所示）。

【点评】该男性患者，胰腺头部囊实性病变伴主胰管扩张，黏液性囊腺癌及 IPMN 恶变可能，另 EUS 下显示病变与主胰管相通，CE-EUS 示胰腺囊实性病变内实性部分动脉期高增强，故 IPMN 恶变可能大。

（邓　壮、蒋天安）

病例 74

【病史】男，63 岁，腹胀 4 月余。患者 4 月余前出现腹痛腹胀，无恶心、呕吐等。外院检查 CA19-9 进行性升高（图 74-1），为进一步诊治来院。既往：患者 1 年余前因暴饮暴食出现急性胰腺炎，经保守治疗后好转。

【实验室检查】CA19-9 5 255.0U/ml（≤37.0U/ml），ALT、AST、TBIL、DBIL、CA125、CEA 检测值均在正常范围。

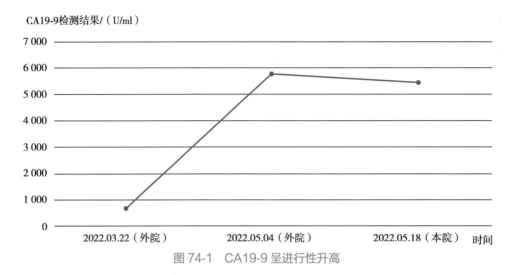

图 74-1　CA19-9 呈进行性升高

【其他影像学检查】增强 CT 检查结果见图 74-2。

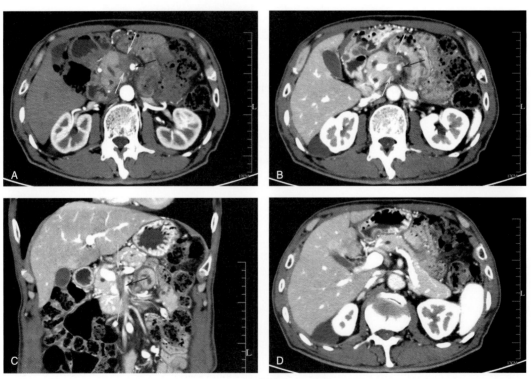

图 74-2　胰腺增强 CT 图像

胰腺钩突部密度减低,最大径 2.7cm,呈低增强(A、B、C,黄色箭头所示),包绕肠系膜上动脉(A、B、C,红色箭头所示)及胃十二指肠动脉、门静脉主干及肠系膜上静脉;胰腺颈部及体尾部未见异常增强灶(D)。

【超声表现】常规超声及 CEUS 检查结果见图 74-3。

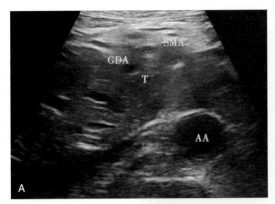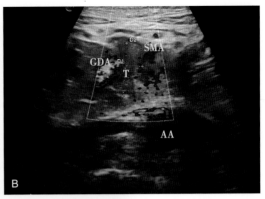

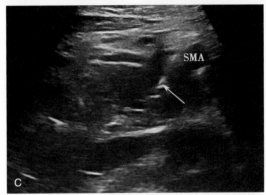

SMA. 肠系膜上动脉;GDA. 胃十二指肠动脉;AA. 腹主动脉;T. 肿瘤。

图 74-3　胰腺占位超声声像图

灰阶超声(A)及彩色多普勒超声(B)示胰腺钩突部回声欠均匀,包绕肠系膜上动脉及胃十二指肠动脉及其分支,肿块大小约 2.2cm×1.1cm,边界不清,形态不规则,CDFI 其内未见明显血流信号;超声引导下行经皮胰腺肿物穿刺活检,将 18G 活检针(C,箭头所示)于 SMA 及 GDA 的夹角内穿刺进入肿物内,取出组织 3 条。

【超声诊断】胰腺钩突部占位,考虑癌。

【超声诊断依据】胰腺钩突部占位特征:病灶呈稍低回声,包绕血管,边界不清,呈乏血供。

【推荐】MDT 考虑腺癌,建议行穿刺活检。

【最终诊断】穿刺病理:腺癌。经化疗后,6 个月后复查增强 CT(图 74-4),患者钩突部病灶较前稍缩小。

【点评】本例患者影像学检查显示腺癌,表现较为典型。病灶位于钩突部,呈外生性,包绕周围血管。本例患者中,经皮穿刺活检较 EUS 优势在于:①病灶位于钩突部,呈外生性,EUS 探头须放置在十二指肠降部,内镜下穿刺难度较大,而经皮穿刺相对角度更好;②肿瘤包绕血管,纤维间质成分可能较多,经皮穿刺针本中心采用 18G 活检针,较内镜下 22G 穿刺针能获得更多的组织标本。穿刺时应注意:①尽量平行血管长轴穿刺,避免损伤血管,特别是动脉;②全自动活检针激发时,会向前冲 2.3cm,应在穿刺前以及激发活检针前反复确认活检针前方有足够的安全空间,若无法确认,可使用半自动活检针或激发长度较短的活检针,以保证安全性。

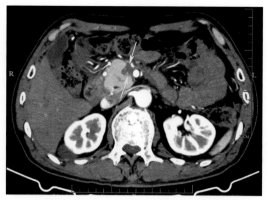

图 74-4　6 个月后胰腺增强 CT 图像

6 个月后增强 CT：经化疗后，钩突部病灶密度
进一步减低，范围较前缩小（箭头所示）。

（成　超、蒋天安）

病例 75

【病史】女，72 岁，自诉近 1 月余来明显消瘦，遂至当地医院体检，CT 发现腹腔多发淋巴结肿大。

【实验室检查】CEA 9.8ng/ml（≤ 5.0ng/ml），CA19-9 检测值在正常范围。

【其他影像学检查】增强 CT 检查结果见图 75-1。

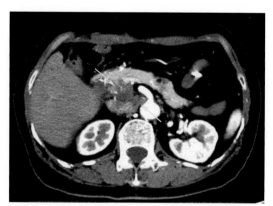

图 75-1　胰腺增强 CT 动脉期图像

胰头及肝门部结构显示不清，考虑可能为肿瘤性病变，伴肝内胆管轻度扩张，侵犯肝固有动脉及肝左右动脉近段。肝门区、胰头前上方、门腔间隙、腹膜后多发转移淋巴结可能（箭头所示）。

【超声表现】EUS 检查结果见图 75-2。

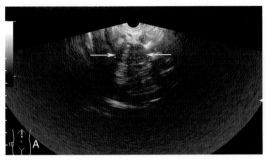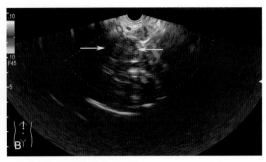

图 75-2 胰腺周围肿大淋巴结 EUS 声像图表现

A. EUS 灰阶图像示胰腺周围多发肿大淋巴结回声,部分融合,较大者范围约 3.0cm×2.7cm(箭头所示),边界尚清;B. CDFI 示病变区域(箭头所示)内未见明显血流信号。

【超声诊断】胰腺周围多发肿大淋巴结,首先考虑转移性淋巴结。

【超声诊断依据】胰腺及肝门部结构紊乱伴胰腺周围多发淋巴结肿大。

【推荐】建议 EUS 引导下穿刺活检。

【最终诊断】患者行 EUS 引导下胰周淋巴结穿刺活检,见图 75-3。病理诊断为腺癌,见图 75-4。

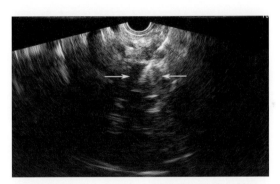

图 75-3 EUS-FNA 胰腺周围肿大淋巴结

内镜超声引导下,将穿刺针(红色箭头所示)穿入淋巴结(黄色箭头所示)。

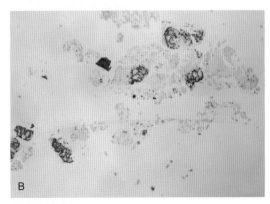

图 75-4 淋巴结穿刺病理

A. 腹腔淋巴结穿刺液基细胞学检查见少量异型细胞,考虑腺癌;B. 腹腔肿大淋巴结见腺癌转移。

【点评】女性患者,CT 提示胰头及肝门部结构显示不清,考虑肿瘤性病变可能。肝门区、胰头前上方、门腔间隙、腹膜后多发肿大淋巴结,EUS 下同样可见多发肿大淋巴结回声,部分融合,首先考虑转移性淋巴结可能性大。利用 EUS 对腹膜后病变诊断及治疗上的优势,对其行 EUS 下的细针穿刺,获取满意的病理结果。

(邓 壮、蒋天安)

病例 76

【病史】女,37 岁,左上腹间断隐痛半年,近期加重伴背部疼痛。近半年体重下降 5kg。吸烟史 10 余年。

【实验室检查】CA19-9 916U/ml(≤34U/ml),CA242 >150.0U/ml(≤20.0U/ml),CEA、CA125、CA72-4、血清 IgG 系列、AMY、TBIL、DBIL 检测值均在正常范围。

【其他影像学检查】增强 CT 提示胰颈体部见一不规则肿块,增强扫描动脉期呈低强化,并呈渐进性强化,病变远端胰腺实质萎缩、胰管扩张,结果见图 76-1。

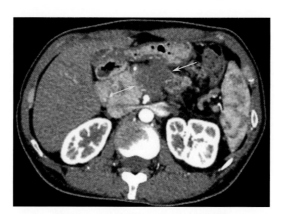

图 76-1 胰腺增强 CT 动脉期图像
胰腺颈体部占位(箭头所示)相对胰腺实质呈低强化。

【超声表现】常规超声检查结果见图 76-2。

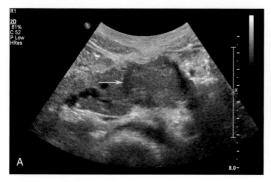
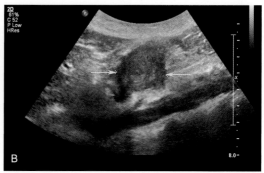

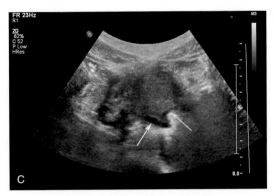

图 76-2　胰腺占位超声声像图

横切面(A)及纵切面(B)灰阶超声,胰腺病灶呈低回声(A、B,箭头所示),大小约 3.2cm×4.0cm×3.2cm,形态不规则,边界不清;横切面(C)超声示病变累及腹腔干及其分支肝动脉(白色箭头所示)、脾动脉(黄色箭头所示)。

【超声诊断】胰腺颈体部实性占位,恶性可能性大。

【超声诊断依据】胰腺颈体部占位特征:实性,形态不规则,边界模糊,向深部浸润性生长,包绕腹腔干及其分支肝、脾动脉。

【推荐】建议超声引导下穿刺活检。

【最终诊断】患者行超声引导下经皮胰腺实性占位细胞学活检,病理结果提示为腺癌,予紫杉醇+替吉奥方案联合治疗。化疗两个疗程后复查超声检查结果见图 76-3。

【点评】本例患者为 37 岁女性,从流行病学角度分析胰腺癌患病风险相对较低。但患者有长期吸烟史,这是明确的胰腺癌危险因素。病灶超声形态不规则、边界不清,同时包绕腹腔干及其分支动脉,影像学提示恶性风险极高。结合病灶穿刺病理及包绕腹腔重要动脉分支,考虑诊断为局部晚期胰腺癌,予化疗治疗。化疗两个疗程后超声评估疗效,常规超声下病灶变化不明显,但 CEUS 显示病灶向深部浸润性生长,纵横比>1,前后径大于灰阶超声显示范围,提示化疗疗效不显著。

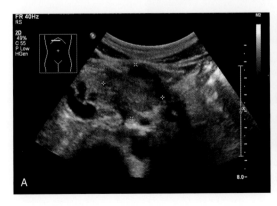
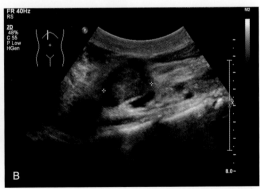

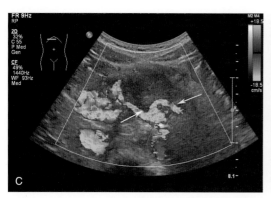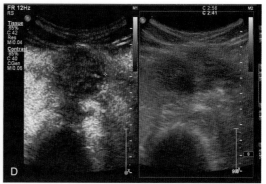

图 76-3 新辅助化疗两个疗程后胰腺占位超声声像图

横切面(A)及纵切面(B)灰阶超声,胰腺病灶呈低回声,大小约 3.1cm×3.7cm×3.3cm,形态较治疗前更为不规则,可见毛刺;横切面 CDFI(C)显示病变持续累及腹腔干(红色箭头所示)及分支肝动脉(白色箭头所示)、脾动脉(黄色箭头所示);D. 横切面静脉期的 CEUS,更加清晰地显示病灶范围(低增强区域)约 3.4cm×5.0cm,纵横比>1,向深部浸润性生长。

(桂 阳、吕 珂)

病例 77

【病史】男,62 岁,因"发现胰腺癌 2 年余"入院,伴肝脏、腹腔多发转移瘤。

【实验室检查】CA19-9 4 650.6U/ml(≤37.0U/ml)。

【其他影像学检查】增强 CT 检查结果见图 77-1。

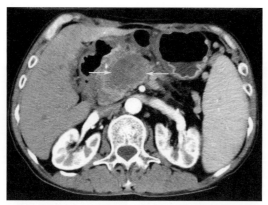

图 77-1 胰腺增强 CT 动脉期图像
胰头区占位呈低增强(箭头所示)。

【超声表现】超声检查声像图见图 77-2。

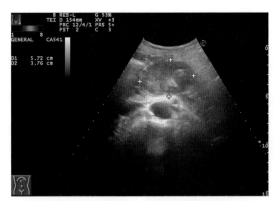

图 77-2　胰头区占位超声声像图表现

胰腺头部见大小约 5.7cm×3.8cm 的低回声占位,边界尚清,考虑为胰腺癌。

【推荐】EUS 引导下穿刺活检。

【最终诊断】患者穿刺病理诊断为胰腺癌,同时合并多发转移。患者拒绝进一步化疗,行超声引导下激光消融术,见图 77-3。1 周后 CEUS 随访治疗效果,见图 77-4,显示病灶仍有活性。为更加清楚地显示病灶及避免患者的痛苦,遂选择全身麻醉 EUS 引导下激光消融术,见图 77-5。1 个月后 CT 随访,见图 77-6。

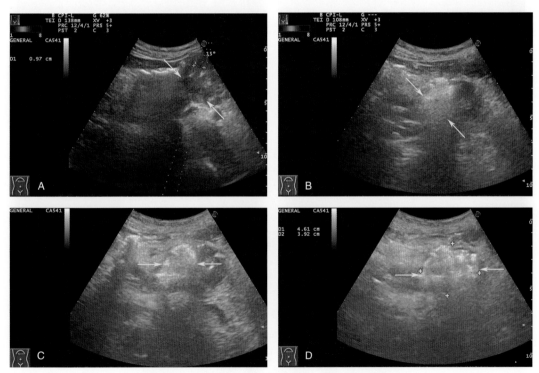

图 77-3　胰头癌超声及超声下治疗声像图

超声引导下(A、B)将穿刺针穿刺进入病灶左半部分,置入激光光纤进行消融,功率 5W,连续消融 3 200J(A 中箭头所示为拟消融病灶范围,B 中箭头所示为第一次消融后高回声范围);同样步骤消融病灶右半部分,功率 5W,连续消融 3 200J,见高回声覆盖病灶(C、D;C 中箭头所示为第二次消融前高回声范围,D 中箭头所示为第二次消融后高回声范围)。

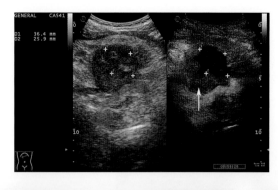

图 77-4　1 周后复查,CEUS 声像图
胰腺病灶上半部分无活性(+ 所示),下
半部分仍存有活性(箭头所示)。

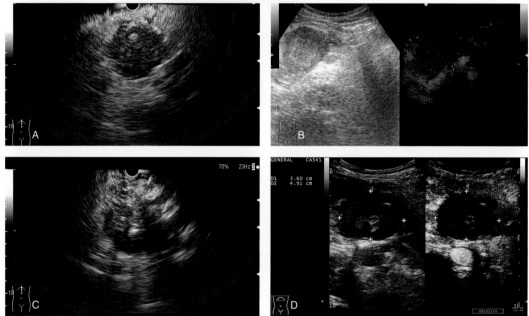

图 77-5　胰头癌 EUS 及 EUS 下治疗声像图
A. EUS 显示胰腺病灶,大小约 5.7cm×4.6cm;B. CE-EUS 显示病灶不均匀低增强;C. EUS 引导下布针置入激光长光纤进行分次分点激光消融,功率 5W,连续消融 4 500J;D. 消融术后第二日行 CEUS,见病灶无增强,提示消融完全。

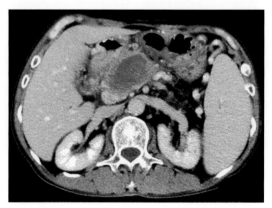

图 77-6　消融术后 1 月余胰腺 CT 图像
CT 显示病灶无活性,提示消融完全。

【点评】该男性患者确诊胰腺癌且进行多次化疗。影像学提示病灶并无明显缩小伴有多发远处转移,另患者强烈拒绝再行化疗,MDT后患者接受超声/EUS引导下激光消融术,相较其他热消融(微波/射频),消融针更细,消融范围更可控,更安全。对于一些晚期胰腺癌或拒绝手术及化疗的胰腺癌患者,激光消融提供了另外一种选择。对于远期疗效,还需要更多的样本统计。

(邓 壮、蒋天安)

病例 78

【病史】男,71岁,右肾透明细胞癌术后4年,发现胰头占位2年,进行性增大,近1个月出现上腹不适。

【实验室检查】CA19-9 53.71U/ml(≤37U.00/ml),CEA 7.45ng/ml(≤5.00ng/ml)。

【其他影像学检查】增强CT检查结果见图78-1。

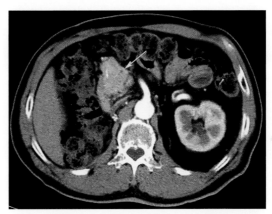

图 78-1　胰腺占位增强 CT 图像
胰头占位(箭头所示)动脉期均匀高增强。

【超声表现】常规超声及 CEUS 检查结果见图 78-2。

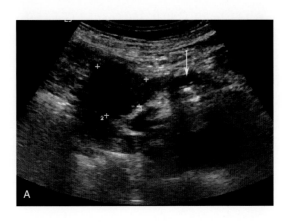

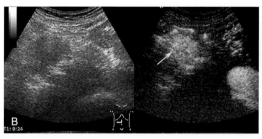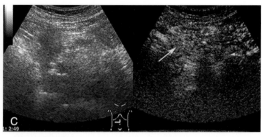

图 78-2　胰腺占位超声声像图

A. 横切面灰阶超声,胰头低回声占位(+ 所示),大小约 3.2cm×3.0cm,与周围组织分界欠清晰,远端胰管扩张(箭头所示);B. CEUS 动脉期,胰头占位呈明显团状高增强(箭头所示);C. CEUS 静脉期,胰头占位逐渐廓清(箭头所示)。

　　【超声诊断】胰头实性占位,结合病史,考虑可能为胰腺转移瘤。

　　【超声诊断依据】患者有肾癌病史,胰头占位特征:实性,与周围结构界限欠清晰,远端胰管扩张,CEUS 呈明显团状高增强,与富血供的肾透明细胞癌表现类似。

　　【最终诊断】患者行胰腺肿物手术切除,术后病理诊断为肾透明细胞癌转移。

　　【点评】本例患者有肾透明细胞癌病史,发现胰头占位 2 年,逐渐增大,CEUS 占位呈明显团状高增强,为富血供肿瘤的特点,与肾透明细胞癌表现一致,诊断首先考虑为肾癌胰腺转移。此例需与 pNEN 进行鉴别,pNEN CEUS 亦多表现为高增强,但常无胰外恶性肿瘤的病史,部分患者有相关激素分泌过高的症状和实验室证据,鉴别诊断困难时,可行超声引导下的穿刺活检。

(范智慧、王延杰)

病例 79

　　【病史】女,49 岁,1 年前体检超声发现左肾下极占位,考虑恶性肿瘤,患者未重视。20 余天前,患者开始感觉上腹部胀痛,伴腰背部酸胀疼痛,症状逐渐加重,为明确诊断来院就诊。

　　【实验室检查】PAB 133.2mg/L(280.0~360.0mg/L),Glu 15.98mmol/L(3.90~6.10mmol/L),CA19-9 2 745U/ml(≤40U/ml)。

　　【其他影像学检查】CT 检查结果见图 79-1。

　　【超声表现】常规超声及 CEUS 检查结果见图 79-2。

　　【超声诊断】胰腺体尾部实性占位,结合病史,不除外转移癌。

　　【超声诊断依据】胰腺体尾部占位特征:实性、不均质回声,与周围结构分界不清,呈膨胀性生长,病变累及脾动脉。超声造影表现为与周围胰腺实质呈同步等增强及缓慢减退。结合患者肾癌病史及肝脏多发转移灶,胰腺占位考虑为转移癌的可能性大。

　　【推荐】建议超声引导下穿刺活检。

【**最终诊断**】患者行超声引导下肾脏及胰腺穿刺。肾脏标本结合免疫组化,肾细胞癌可能性大。胰腺标本结合免疫组化,考虑腺鳞癌的可能性大。

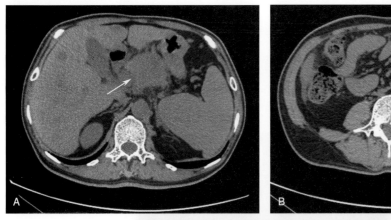

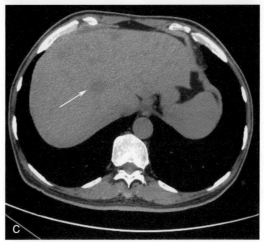

图 79-1　胰腺及肝脏 CT 平扫图像

A. 胰体部占位(箭头所示);B. 左肾下极囊实性占位(箭头所示),考虑恶性可能性大;C. 肝内多发低密度影(箭头所示),转移瘤可能。

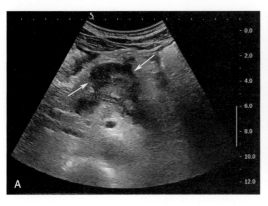

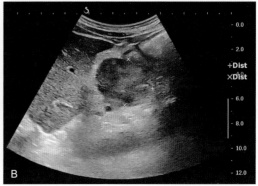

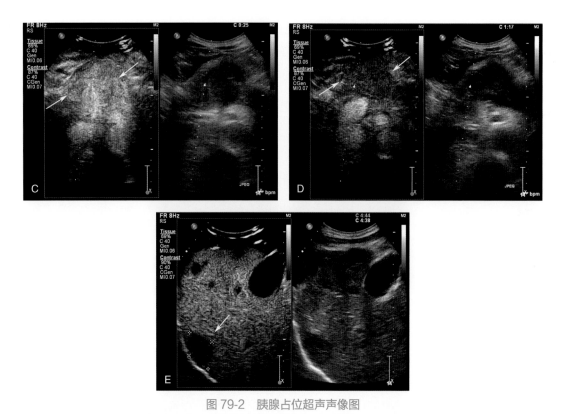

图 79-2　胰腺占位超声声像图

横切面（A）及纵切面（B）灰阶超声示胰腺体尾部见低回声，大小约 5.0cm×5.9cm×3.8cm，内回声欠均，边界欠清；横切面 CEUS 动脉期（C）及静脉期（D）示病变区域（箭头所示）与周围实质呈同步等增强及缓慢减退；延迟期（E）肝脏可见多个低增强区。

【点评】该患者存在肾脏恶性肿瘤的病史，此次检查胰腺和肝脏新发多处病灶，首要诊断考虑转移性疾病。然而胰腺最终病理诊断结果为胰腺腺鳞癌（pancreatic adenosquamous carcinoma/adenosquamous carcinoma of the pancreas，PASC/ASCP）。此病例的诊断难点为：①胰腺原发及转移性恶性肿瘤的鉴别；②少见胰腺恶性肿瘤的诊断。超声造影可以为胰腺转移性病灶的诊断提供重要信息。胰腺转移性病灶常表现为与原发灶相似的超声造影表现。文献指出，原发于肾脏的胰腺转移病灶超声造影检查常表现为动脉期高增强和缓慢廓清。此病例的超声造影表现为"动脉期等增强和缓慢廓清"，与典型导管腺癌的"动脉期低增强和快速廓清"不相符，似乎更倾向于肾癌胰腺转移，而胰腺腺鳞癌病例数较少，其超声造影表现仍处于探索中。因此，仅凭影像学检查，此病例鉴别较困难，最终诊断仍需依靠病理学检查。

（贾琬莹、张　璟）

病例 80

【病史】男，52 岁，确诊小细胞肺癌后 6 个月，发现胰腺多发占位。

【实验室检查】CEA 6.71ng/ml（≤5.00ng/ml），CA125 59.56U/ml（≤35.00U/ml），NSE 129.6ng/ml（≤15.2ng/ml），CA19-9 检测值在正常范围。

【其他影像学检查】增强 CT 检查结果见图 80-1。

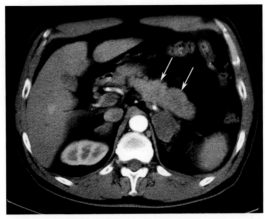

图 80-1 胰腺占位增强 CT 图像
胰体尾部可见多发稍低强化病灶（箭头所示），边界欠清。

【超声表现】常规超声及 CEUS 检查结果见图 80-2。

【超声诊断】胰体尾部占位，考虑恶性，转移瘤可能。

【超声诊断依据】患者有原发恶性肿瘤病史，胰体尾占位特征：实性，多发，与周围结构界限清，CEUS 晚于胰腺强化呈低增强，静脉期快速廓清。

【推荐】建议超声引导下穿刺活检。

【最终诊断】患者未行穿刺，结合其他影像学检查临床综合诊断为胰腺转移瘤。

【点评】胰腺转移瘤在胰腺恶性肿瘤中较少见，多数患者缺乏特异的临床表现，且其影像表现常与胰腺原发恶性肿瘤相似，易被误诊为胰腺原发癌。本例患者胰腺多发实性占位，CEUS 动脉期呈低增强，静脉期快速消退，结合患者的肺癌病史，诊断考虑胰腺转移瘤可能性大，但需与胰腺原发癌鉴别，建议患者穿刺活检，因患者同时发现有双侧肾上腺转移、多发脑转移等，一般状况差，未行穿刺，结合实验室检查及其他影像学表现，临床综合诊断为胰腺转移瘤。

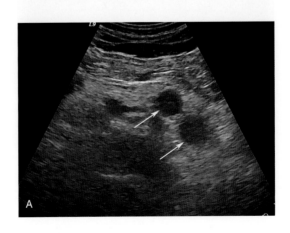

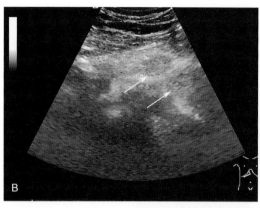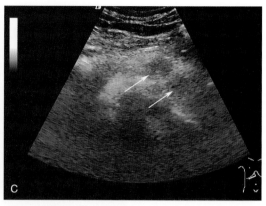

图 80-2 胰腺占位超声声像图

A. 灰阶超声,胰体尾部可见多发低回声占位(箭头所示),较大者约 2.8cm×2.3cm,与周围组织分界清;
B. CEUS 动脉期,稍晚于胰腺实质强化,呈低增强(箭头所示);C. CEUS 静脉期,快速廓清呈明显低增强(箭头所示)。

(范智慧、王延杰)

病例 81

【病史】男,41 岁,6 个月前在外院诊断为左下肺小细胞肺癌。化疗 4 个周期,后 2 个周期同步放疗 30 次,放疗期间出现上腹部疼痛不适,进食后加重。

【实验室检查】NSE 226.3ng/ml(≤ 16.3ng/ml),CA19-9、CEA、SCC-Ag 检测值均在正常范围。

【其他影像学检查】增强 CT 检查结果见图 81-1。

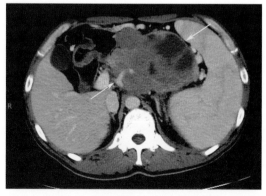

图 81-1 胰腺增强 CT 静脉期图像

胰体尾部占位(箭头所示)呈不均匀强化,内见囊变坏死区。

【超声表现】常规超声及 CEUS 检查结果见图 81-2。

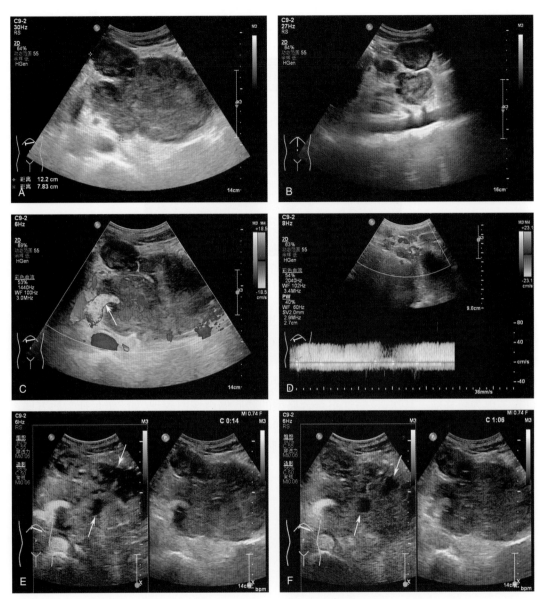

图 81-2　胰腺占位超声声像图

横切面（A）及纵切面（B）灰阶超声示胰体尾部见巨大低回声肿物,大小约 12.2cm×7.8cm,呈分叶状,内回声欠均,与周围组织分界欠清晰;横切面 CDFI（C）示病变区域内探及条形血流,病变贴邻腹腔干,并包绕脾动脉（箭头所示）,脾静脉显示不清;横切面 CDFI（D）示腹腔探及多发迂曲扩张静脉血管;横切面 CEUS 的动脉期（E）及静脉期（F）示肿物呈快进快退的不均匀增强,内部可见不规则无强化区（箭头所示）。

【超声诊断】胰体尾部实性肿物,符合恶性,结合病史,考虑转移可能性大;脾静脉显示不清、脾大、伴腹腔多发迂曲扩张静脉,考虑胰源性门静脉高压。

【超声诊断依据】小细胞肺癌病史。胰体尾部实性占位特征：实性、不均质回声，与周围结构界限欠清晰，呈膨胀性生长，CEUS 表现为快进快退的不均匀增强。

【推荐】建议超声引导下穿刺活检（图 81-3）。

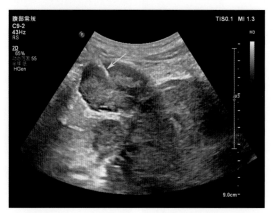

图 81-3　超声引导下胰腺肿物穿刺活检
选用 18G 穿刺活检针（箭头所示），进针 2 次。

【最终诊断】小细胞性恶性肿瘤，结合病史及免疫组化结果，符合小细胞癌转移。免疫组化结果显示：AE1/AE3（弱 +），CD56（3+），ChrA（−），Ki-67（+，80%），Syn（3+），TTF-1（3+），PD-L1 Neg（−），P40（−），P63（−），CK18（弱 +）。

【点评】该患者有明确的小细胞肺癌病史，在治疗期间病情进展，根据诊断"一元论"，首先考虑为转移瘤。其次，该病灶不符合典型的胰腺癌声像图表现，如"蟹足征"、后方回声衰减、CEUS 呈低增强等，且肿瘤标志物 CA19-9 在正常范围内。最终穿刺病理确诊为小细胞癌转移。同时该病例应注意因胰源性门静脉高压所致的腹腔侧支循环的开放，提醒临床避免上消化道出血的发生。

（韩　洁、王　勇）

病例 82

【病史】女，25 岁，孕 32 周，行超声检查。

【实验室检查】未见明显异常。

【其他影像学检查】无。

【超声表现】胎儿腹部包块常规超声检查结果见图 82-1，胎儿胆囊超声检查结果见图 82-2。

【超声诊断】膀胱上方偏右侧混合回声包块，胆囊增大。

【超声诊断依据】胎儿膀胱上方偏右侧混合回声包块，内见多个分隔，胃泡、肾脏及膀胱均未见明显异常，同时可见胆囊偏大。

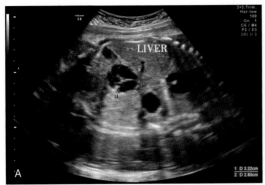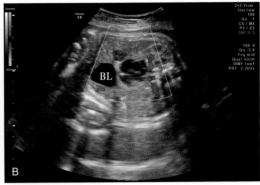

LIVER. 肝脏；BL. 膀胱。

图 82-1　胎儿腹部囊实性包块

A. 胎儿肝脏下方可见囊实性包块，大小约 3.2cm×2.8cm，内可见多个中高回声分隔；B. 包块位于膀胱上方，内未见明确血流信号。

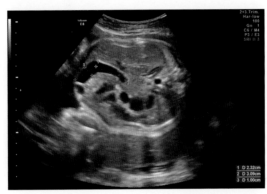

图 82-2　胎儿胆囊纵切面

胎儿胆囊增大，大小约 5.4cm×1.0cm。

【推荐】出生后手术治疗。

【最终诊断】患儿出生四个月后于外院手术治疗，病理结果为胰母细胞瘤。

【点评】胰母细胞瘤是罕见的儿童胰腺恶性肿瘤，最常见于婴幼儿，患儿出生后可表现为上腹痛，部分患儿在上腹部可触及包块，同时肿瘤压迫周围组织产生机械性梗阻，可能导致呕吐、黄疸等。30%~68% 的胰母细胞瘤患者可伴有 AFP 升高。超声检查无特异性表现，可表现为上腹部或膀胱上方的混合回声包块。胰母细胞瘤首选手术治疗，不能手术的患者可接受新辅助化疗。胰母细胞瘤的预后与肿瘤的分级相关，分化较好且可以完全切除的病例预后较好，出现转移而不能完全切除的病例预后较差。

（王浣钰、孟 华）

病例 83

【病史】女,5 岁,2 个月前出现饮食后腹痛,就诊于当地门诊,超声、CT 提示腹腔肿物。

【实验室检查】血常规、AFP 检测值均在正常范围。

【其他影像学检查】腹部增强 CT 结果见图 83-1。

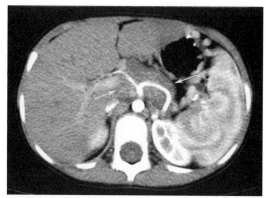

图 83-1 腹部增强 CT 检查(动脉期)

胰腺体尾部可见一混杂密度肿块(箭头所示),其内散在斑片状钙化,轻度
不均匀强化。包绕腹腔干、脾动脉、肝固有动脉起始段及门静脉主干。

【超声表现】常规超声声像图见图 83-2。

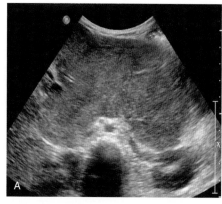
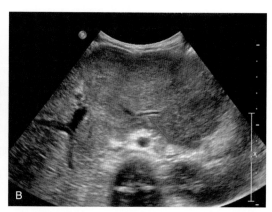

图 83-2 上腹部超声声像图

A. 胰腺结构不清,代之以巨大实性包块,内少许钙化及数个小囊腔;B. 腹腔干分支(箭头所示)穿行瘤灶。

【超声诊断】考虑神经母细胞瘤侵犯胰腺,需与胰母细胞瘤鉴别。

【超声诊断依据】包块位于腹膜后胰腺区域,巨大,大小 10.6cm × 6.3cm × 10.2cm,内可见少许钙化及数个小囊腔,腹腔干及肝动脉、脾动脉穿行。胰头可显示,胰腺体尾部显示不清。

【推荐】手术治疗。

【最终诊断】术中见肿瘤来自胰体尾部,实性、质硬伴有钙化,界限大致清楚。瘤体上缘包裹脾动、静脉,胃周静脉。病理:符合胰母细胞瘤。

【点评】胰母细胞瘤是儿童胰腺最常见的恶性实体肿瘤,瘤体可以局限在胰腺的一侧也可以侵犯整个胰腺。当瘤体以巨大包块形式侵犯大部分胰腺时可以呈现与腹膜后神经母细胞瘤相似的两个特点:包绕腹膜后大血管,瘤体内沙粒样钙化。此时需要鉴别,胰母细胞瘤是从胰腺内部生长出来,而神经母细胞瘤从外部侵犯,相比之下,前者对胰腺的破坏更严重。

(种静敏、王晓曼)

病例 84

【病史】女,6 岁,家长发现其出现腹部肿物 1 个月。

【实验室检查】HCG 阴性,AFP 升高。

【其他影像学检查】腹部增强 CT 结果见图 84-1。

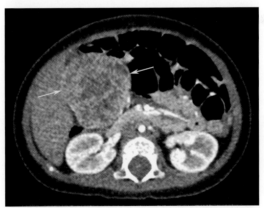

图 84-1　腹部增强 CT 检查(动脉期)
胰头右前方类圆形混杂密度占位性病变(箭头所示),其内可见片状低密度影及
斑点状钙化灶,与胰头分界不清,胰头略受压变扁。肿物不均匀强化。

【超声表现】上腹部超声声像图见图 84-2。

【超声诊断】考虑为胰母细胞瘤,活动度大。

【超声诊断依据】包块位于上腹部,检查过程中可见位置变动,但始终与胰腺关系密切,中等大小,大小约为 5.3cm×4.5cm×4.1cm,其内以中等回声为主,另可见点状强回声及蜂窝状囊性无回声,余段胰腺未见异常。

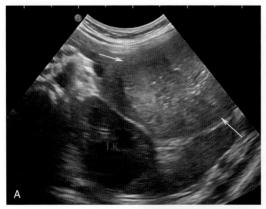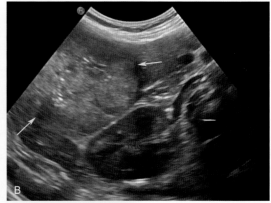

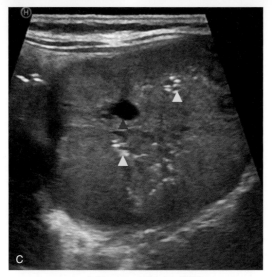

LK. 左肾；RK. 右肾；SP. 脾脏。

图 84-2　上腹部超声声像图

A. 上腹部混合回声包块（箭头所示），位于胰尾部；B. 探查过程中，包块（箭头所示）
移动至胰头部；C. 包块内可见囊腔（红色三角所示）及钙化（黄色三角所示）。

【推荐】穿刺活检明确诊断。

【最终诊断】行穿刺活检。病理：符合胰母细胞瘤。

【点评】包块位于胰腺的一极是胰母细胞瘤的常见生长方式，在确认是胰腺来源的肿瘤后，此种生长方式的胰母细胞瘤首先需要和胰腺 SPN 鉴别。两者的不同点是：胰母细胞瘤患者年龄组偏小，瘤体内可有沙粒样钙化，可以侵犯周围组织，比如胰尾的瘤体可以侵犯脾脏，同时可形成脾静脉及肠系膜上静脉瘤栓。

（种静敏、王晓曼）

病例 85

【病史】女,5 岁,20 余天前被他人撞伤腹部后于当地医院行超声检查发现腹部包块。

【实验室检查】AFP 37.61ng/ml(≤7.00ng/ml),NSE 97.3ng/ml(≤16.3ng/ml),HCG 阴性。

【其他影像学检查】腹部增强 CT 结果见图 85-1。

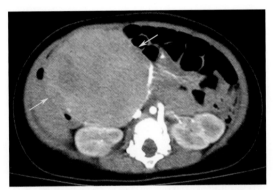

图 85-1　腹部增强 CT 检查(动脉期)

胰头区不规则占位性病变(箭头所示),边界欠清,其内可见
小颗粒状钙化,增强后病灶明显强化,可见小血管穿行。

【超声表现】上腹部超声声像图见图 85-2。

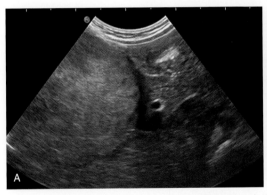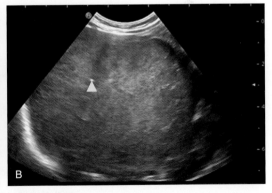

图 85-2　上腹部超声声像图

A. 胰头部低回声占位,胰管未见扩张;B. 包块回声不均,内多发斑点状强回声钙化(三角所示)。

【超声诊断】胰头占位伴钙化,首先考虑胰母细胞瘤;边缘异常形态淋巴结,不除外
转移。

【超声诊断依据】婴幼儿,胰头部肿物,体积较大,内有点状钙化,故首先考虑此年龄段

最常见的胰腺肿瘤即胰母细胞瘤。

【推荐】手术治疗。

【最终诊断】术中于胰腺头部可触及肿物,占据胰头前方,将十二指肠向左掀开后探查,后方可见正常胰腺组织。肿瘤呈暗红色,大小为 4.0cm×4.5cm×3.5cm,球状,界限尚清,实性,质较软。病理:胰腺神经母细胞瘤(分化差型),核分裂指数(MKI)<2%。

【点评】神经母细胞瘤是儿童期最常见的恶性实体肿瘤,从新生儿到学龄儿童均可发病。最常见的部位是交感神经沿途区域及肾上腺髓质,因此颈部、纵隔、腹部、盆腔及肾上腺均可出现,而生长在腹部实质脏器者则较为罕见且无突出特点,故诊断思路均考虑为该脏器常见的实体肿瘤。准确的定性依靠病理检查。

(种静敏、王晓曼)

病例 86

【病史】女,10 岁,入院前 1 个月家长发现患儿头部可触及不规则包块,表面无红肿,无明显触痛。2 周前,发现患儿右侧眼球突出,无视物模糊表现。1 周前患儿头部包块及眼球突出表现较前明显,同时出现间断双下肢疼痛不适,疼痛程度中等,可忍受。

【实验室检查】UA 及 LDH 明显升高,AMY 及 LIP 升高,电解质紊乱。

【其他影像学检查】腹部增强 CT 结果见图 86-1。

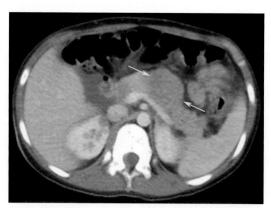

图 86-1　腹部增强 CT 检查
胰腺形态欠规则,体部增大(箭头所示),密度不均,
增强后见多发不规则强化减低区,边界清。

【超声表现】上腹部超声声像图见图 86-2。

【超声诊断】淋巴瘤累及胰腺。

【超声诊断依据】瘤灶多发,回声较低,均匀,符合淋巴瘤特点。且患儿全身多处瘤灶,包括胰腺、双肾、双侧卵巢,右眼球后肌肉、右侧颞部骨质及双侧下颌骨和牙龈区等,符合淋巴瘤累及多部位、多脏器的特点。

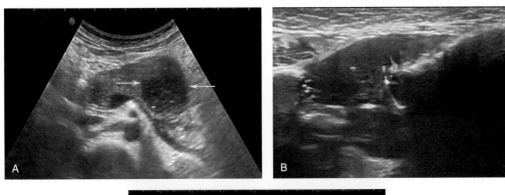

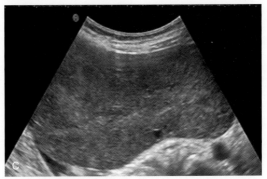

图 86-2　多器官病变超声声像图

A. 淋巴瘤累及胰腺,实质内低回声瘤灶(箭头所示);B. 右侧颞部骨受累并形成低回声瘤灶;C. 淋巴瘤累及卵巢,卵巢呈实性低回声包块,内可见卵泡结构。

【最终诊断】骨髓检查(胸骨)示淋巴细胞系统可见大量不成熟细胞,以原淋巴细胞为主,原淋巴细胞、幼淋巴细胞共占 90.0%,形态学考虑为急性淋巴细胞白血病(L2),白血病免疫分型示 R2 区细胞约占 75.1%,表达 CD20、HLA-DR、CD19、Kappa,考虑诊断非霍奇金淋巴瘤(成熟 B 细胞来源)。

【点评】淋巴瘤是儿童第三常见的恶性肿瘤,病理分型以淋巴母细胞淋巴瘤(40%~45%)及伯基特淋巴瘤(Burkitt lymphoma,BL)(30%~35%)为主。结外受累明显多于成人,疗效明显好于成人。淋巴瘤的特点是多脏器、多部位同时受累。累及胰腺则主要为以下两种表现形式:局灶受累呈胰腺内包块;弥漫受累表现为胰腺整体粗大。病灶均为极低回声,较有特征性。结合多部位受累,诊断并不困难,本例为多脏器同时受累因此超声均直接提示诊断。但若只有单一胰腺受累,则需做鉴别诊断:局灶性需与炎症类鉴别。但单一受累情况较为少见。

(种静敏、王晓曼)

病例 87

【病史】男,7岁,间断腹痛1个月。

【实验室检查】电解质紊乱,肝功能异常,TBIL、DBIL 升高,AMY 升高。

【其他影像学检查】无。

【超声表现】腹部多脏器超声声像图见图 87-1。

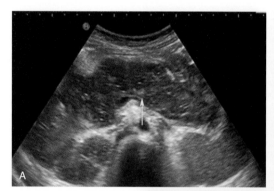
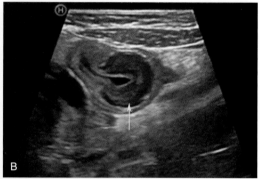
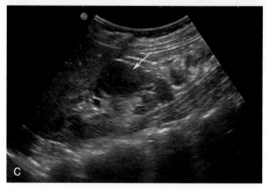

图 87-1　腹部超声声像图

A.淋巴瘤累及胰腺(箭头所示),胰腺呈弥漫肿大,回声减低;B.淋巴瘤累及肠壁(箭头所示),继发肠套叠;
C.右肾内低回声瘤灶(箭头所示)。

【超声诊断】淋巴瘤累及胰腺。

【超声诊断依据】胰腺外形粗大,回声减低。此外,多发小肠受累,肠壁增厚;肾脏受累,实质内低回声瘤灶。胰腺改变及多脏器同时受累均符合淋巴瘤诊断。

【最终诊断】患儿行腹部手术探查。术中自回盲部 30cm 及 100cm 处见包块,脱出腹腔,均为回回型肠套叠,复位后楔形切除肠壁肿物。术中探查发现腹腔后壁多发肿物,大小不一,质硬。病理:小肠侵袭性成熟 B 细胞淋巴瘤,形态及免疫组化支持 BL。

【点评】点评:淋巴瘤的相关特点可详见病例 86。本例为多脏器同时受累,胰腺为弥漫受累,表现为胰腺整体粗大,呈极低回声,较有特征性。结合多部位受累,诊断并不困难。但若只有单一胰腺受累,弥漫性受累需与IgG4相关性疾病等鉴别。

(种静敏、王晓曼)

病例 88

【病史】男,43岁,查体发现胰腺肿物1个月。

【实验室检查】CA19-9 129.3U/ml(≤27.0U/ml),CEA、CA242检测值均在正常范围。

【其他影像学检查】增强CT检查结果见图88-1。

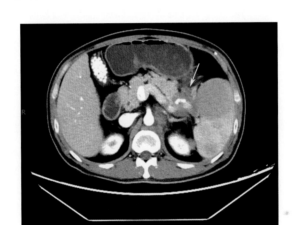

图88-1 胰腺增强CT动脉期图像

胰尾部占位(箭头所示)呈轻度强化,边缘模糊,
与脾脏分界不清。

【超声表现】常规超声检查结果见图88-2。

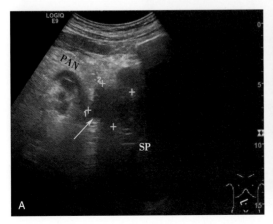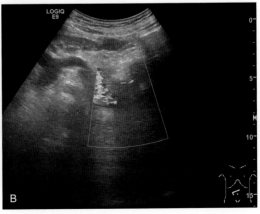

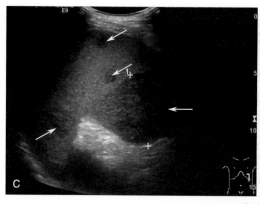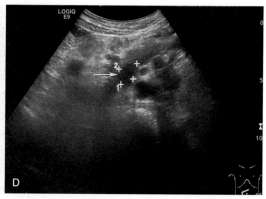

PAN. 胰腺；SP. 脾脏。

图 88-2　胰腺占位超声声像图

A. 横切面灰阶超声，胰尾部见低回声肿物（箭头所示），大小约 4.0cm×3.7cm，形态欠规则，边界模糊，与脾脏分界不清；B. 横切面 CDFI，病变边缘探及短条状血流；C. 冠状切面灰阶超声，脾脏见多发低回声（箭头所示），较大者约 6.4cm×5.8cm，边界欠清；D. 横切面灰阶超声，腹膜后见多发肿大淋巴结，较大者约 2.3cm×1.5cm（箭头所示），淋巴结门消失。

【超声诊断】胰尾部实性肿物，考虑恶性；脾脏多发实性肿物，考虑转移瘤可能大；腹膜后多发肿大淋巴结，考虑转移。

【超声诊断依据】胰尾部实性占位特征：形态欠规则，边界模糊，与脾脏分界不清，边缘探及少许血流信号。同时伴有脾脏多发实性肿物及腹膜后淋巴结肿大，恶性诊断明确。结合患者以查体发现胰腺肿物就诊，且伴有 CA19-9 升高，首先考虑为胰腺癌伴脾脏、淋巴结转移。

【推荐】建议超声引导下穿刺活检。

【最终诊断】患者首先行 EUS 引导下胰腺肿物穿刺活检，结果提示：坏死物中见少许结构尚清晰的腺上皮细胞，细胞轻 - 中度异型，不除外腺癌细胞。为明确诊断，行超声引导下脾脏肿物穿刺活检（图 88-3），结果提示：非霍奇金淋巴瘤，考虑为弥漫大 B 细胞淋巴瘤，非生发中心亚型。后行"胰腺体尾＋脾脏切除术"，病理结果：弥漫大 B 细胞淋巴瘤，非生发中心亚型；肿瘤侵犯胰腺、脾脏及脾门周围脂肪组织。

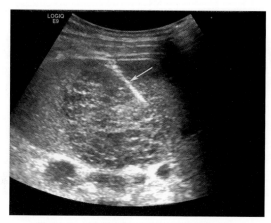

图 88-3　超声引导下脾脏肿物穿刺活检
选用 18G 穿刺活检针（箭头所示），进针 2 次。

【点评】该患者无明显的临床症状,胰尾部肿物形态不规则,边界不清,腹膜后淋巴结肿大,伴有 CA19-9 升高,似乎都符合胰腺癌的表现,再结合患者主诉胰腺肿物就诊,先入为主的固定思维很容易导致误诊。应注意本例同时伴有脾脏的多发实性病变,虽鉴于胰尾与脾脏的毗邻关系,胰尾癌极易局部浸润脾脏实质,但脾脏转移瘤相对少见。且回顾性分析发现脾脏的病灶回声偏低,内略呈网格状,更支持脾脏淋巴瘤的诊断。虽然胰腺淋巴瘤不多见,但脾脏是淋巴瘤最易累及的实质脏器。另外本例患者的 CA19-9 仅轻度升高,这与晚期胰腺癌也不太相符。综上,淋巴瘤侵犯脾脏、胰腺及腹膜后淋巴结更符合本例的表现,最终由手术病理证实。

(韩 洁、王 勇)

病例 89

【病史】男,47 岁,上腹部不适 1 个月,发现胰腺占位 1 周余,为明确诊断来院就诊。

【实验室检查】CA125 126.7U/ml(≤35.0U/ml)。巨细胞病毒 IgG 阳性、IgM 阴性,EB 病毒 IgG、IgM 阴性。EBV-DNA 3.74×10^3 copies/ml(≤500.0copies/ml)。ALT、AST、TBIL、DBIL、CA19-9、CEA 检测值均在正常范围。

【其他影像学检查】增强 CT 检查结果见图 89-1。

【超声表现】常规超声及 CEUS 检查结果见图 89-2。

【超声诊断】胰头占位,胰腺癌可能性大。

【超声诊断依据】胰头部占位特征:胰头外形明显增大,呈囊实性,界限清晰,见多发囊性回声,透声可,实性部分内见多发条索状回声,CEUS 实性部分高增强。胰体尾主胰管增宽。

【推荐】穿刺活检以明确病理。病灶较大,可行经皮胰腺穿刺活检。

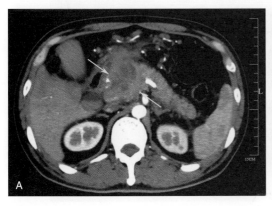
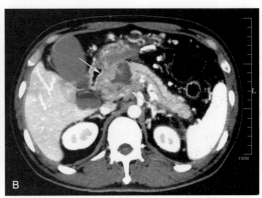

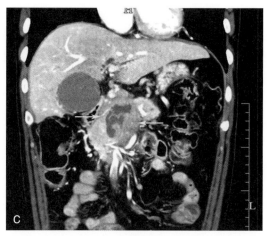

图 89-1　胰腺增强 CT 图像

横断面（A、B）及冠状位（C）CT 显示：胰头颈部肿大（黄色箭头所示），密度减低，内密度不均匀，呈不均匀增强，边缘模糊，局部与胃窦部胃壁分界不清（红色箭头所示），包绕肝动脉、胃十二指肠动脉及部分肠系膜上动脉，侵及肠系膜上静脉及门静脉。周围脂肪间隙多发肿大淋巴结。

【最终诊断】穿刺病理：结合免疫组化，符合高级别 B 细胞性非霍奇金淋巴瘤伴 *MYC* 和 *Bcl-6* 基因重排。高级别 B 细胞性非霍奇金淋巴瘤，免疫组化提示弥漫大 B 细胞性。CD3（−），CD20（+），Ki-67（+，90%），CD30（−），CD5（−），CD10（−），Bcl-2（+，90%），Bcl-6（+），MUM1（+），PAX-5（+），CD21（−），Cyclin1（−），c-Myc（+，40%），ALK（−），EBER（−），CD23（−），CD2（−），CD7（−），CD56（−），CK（pan）（−），MPO（−），TDT（−），P53（少量 +）。

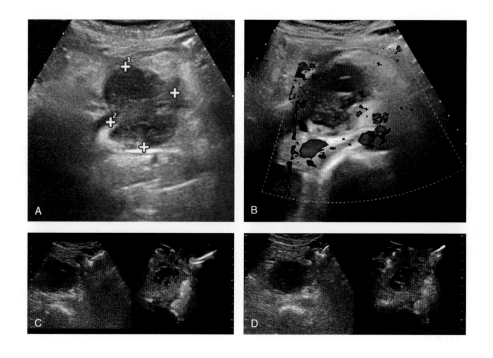

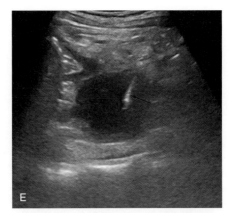

图 89-2　胰腺占位超声声像图

灰阶超声（A）示胰头部局部回声减低，大小约 4.5cm×4.0cm，内回声不均，见多发条索状回声，边界清，内回声不均，见少许囊性回声，胰腺体尾部实质回声无特殊，主胰管偏宽；CDFI（B）示实性部分有少许血流信号；CEUS（C、D）示实性部分呈高增强，内见多发不规则无增强区（箭头所示）；超声引导经皮胰腺穿刺活检（E），使用同轴针引导 18G 活检针（箭头所示）取出 3 条组织送病理学检查。

【点评】原发性胰腺淋巴瘤是罕见的胰腺肿瘤。一般发病年龄较轻，无特征性临床表现。声像图特征为胰腺内类圆形或椭圆形低回声，边界尚清，大多回声尚均匀。有时肿块中心发生坏死，从而表现为无回声区。本例患者为中年男性，胰头部低回声灶，中心伴坏死。使用同轴针引导 18G 活检针经皮穿刺进入实性部分，取出 3 条组织，经免疫组化及基因检测，证实为淋巴瘤，为临床诊疗提供了关键性证据。

（成　超、蒋天安）

病例 90

【病史】男，18 岁，因乏力、腹痛、贫血，于 2 个月前被诊断为急性淋巴细胞白血病，已完成一个疗程化疗，骨髓穿刺术及血液检查提示完全缓解。一周前行 CT 检查提示新发胃后方肿物，性质待定，为明确诊断来院就诊。

【实验室检查】Hb 113g/L（120~160g/L），WBC、PLT、AMY、CA19-9、CEA 检测值均在正常范围。

【其他影像学检查】无。

【超声表现】常规超声检查结果见图 90-1，CEUS 检查结果见图 90-2。

【超声诊断】胰尾区低回声占位，结合病史，考虑淋巴细胞白血病累及胰腺可能性大。

【超声诊断依据】胰尾区占位特征：低回声为主的不均质回声，边界不清，有明显的脾脏侵犯。CEUS 呈富血供病变，内部可见片状坏死区域，静脉期廓清缓慢。

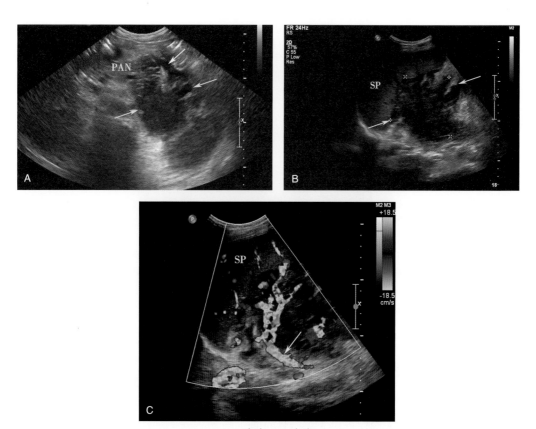

PAN. 胰腺；SP. 脾脏。

图 90-1　胰腺占位常规超声声像图

平卧位横切面扫查（A），胰尾区低回声病灶（黄色箭头所示），形态不规则，与胰腺组织分界不清，内回声不均，可见无回声区（白色箭头所示）；侧卧位平行于肋弓扫查，胰尾区病灶（B，箭头所示）侵犯脾脏；CDFI 显示病灶包绕脾门区动脉血管（C，箭头所示），但血管通畅性好。

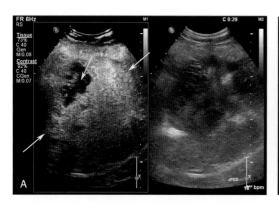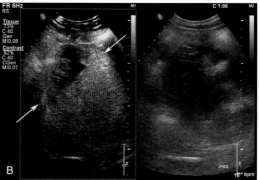

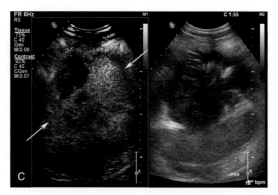

图 90-2　胰腺占位 CEUS 声像图

动脉期（A）病灶（白色箭头所示）呈快速高增强,病灶内部可见无增强区（黄色箭头所示）;
静脉期（B、C）病变区域（箭头所示）呈持续稍高增强,缓慢廓清。

【推荐】建议超声引导下穿刺活检。

【最终诊断】患者行超声引导下经皮病灶穿刺组织学活检,病理结果提示胰腺组织中见大片异型淋巴样细胞浸润,免疫组化:CD10（+）,CD7（-）,CD8（-）,CD99（+）,CD56（-）,LCA（+）,Ki-67（70%）,MPO（散在 +）,PAX-5（+）,TdT（散在 +）,UCHL-1（-）,CD20（+）,CD34（血管 +）,CD3（-）,CD4（散在 +）,CD2（-）,CD1a（-）,CD79α（+）,CD5（部分 +）,诊断符合急性淋巴细胞白血病累及胰腺。

【点评】该患者有明确的急性淋巴细胞白血病病史,该疾病的组织器官浸润表现常见于肝、脾、淋巴结、骨和关节,而本例患者病变位于胰尾区域,同时侵犯胰腺和脾脏,较罕见。该病灶的常规超声显示明显的组织侵犯,说明恶性可能性大,而 CEUS 提示病变动脉期呈快速高增强,但廓清缓慢,这不同于胰腺导管腺癌等常见胰腺恶性肿瘤,病变内的无增强区提示病灶存在快速增长导致的局部坏死。虽然患者化疗后的骨髓穿刺及血液检查结果提示完全缓解,但由于该病灶的出现,说明化疗效果不好,需立即更换治疗方案,同时提示预后不良。

（桂 阳、谭 莉）

病例 91

【病史】女,51 岁,中上腹痛 1 月余入院。患者 1 个月前无明显诱因出现间断性中上腹痛,伴腹胀,无恶心、呕吐、发热、寒战,无皮肤巩膜黄染,自行服用胃药未缓解。当地医院行胃镜检查,无阳性发现。为明确诊断来院就诊。

【实验室检查】ALT、AST、TBIL、DBIL、CA19-9、CEA 检测值均在正常范围。

【其他影像学检查】增强 CT 检查结果见图 91-1。增强 MRI 检查结果见图 91-2。

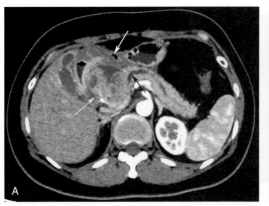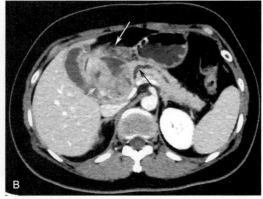

图 91-1　胰腺增强 CT 图像

动脉期（A）及门脉期（B）图像显示：胰腺头部肿大,内见团块状混杂高低密度灶（黄色箭头所示）,边界欠清,较大横截面面积约 5.3cm×4.2cm,胰管截断,远端胰管扩张（红色箭头所示）,增强扫描病灶不均匀明显强化,低于邻近胰腺实质。病灶与胃窦部分分界不清（白色箭头所示）,邻近胃壁增厚。

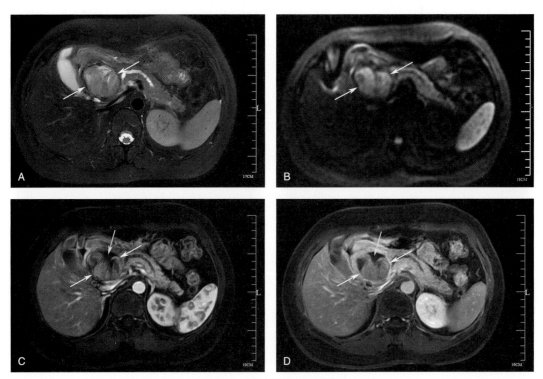

图 91-2　胰腺增强 MRI 图像

胰腺头部见一团块状异常信号灶（A,白色箭头所示）,大小约 4.8cm×3.9cm,T₁WI 呈等信号内混杂低信号,T₂WI 稍高信号内混杂更高信号;DWI（B）呈高信号内混杂低信号;增强扫描（C、D）示病灶不均匀强化（白色箭头所示）,内见斑片状无增强区（黄色箭头所示）。与胃窦部分界欠清;胰尾部外形正常大小,信号无特殊,胰管扩张。腹膜后未见肿大淋巴结。

【超声表现】超声检查结果见图 91-3。

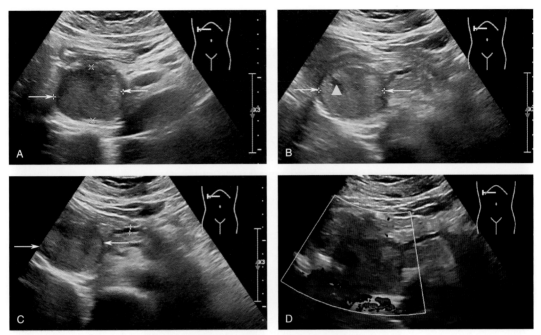

图 91-3　胰腺占位超声声像图

横切面灰阶超声（A、B）示胰腺头部见类圆形混合回声团（箭头所示），大小约 5.0cm×4.7cm×3.7cm，边界清，周边似见低回声晕，病灶向外凸出，紧邻胃窦后壁，内见少许囊性灶（三角所示）；远端主胰管扩张（C）；CDFI（D）病灶内未见明显血流信号。

【超声诊断】胰头占位伴主胰管扩张，癌可能性大。

【超声诊断依据】胰头部占位特征：囊实性，界限尚清晰，实性为主，囊性部分不规则。主胰管扩张。

【推荐】MDT 讨论：SPN 可能，胰腺癌待排除，建议手术。

【最终诊断】手术病理：腺泡细胞癌。

【点评】据文献报道，胰腺腺泡细胞癌（acinar cell carcinoma，ACC）是起源于腺泡细胞和终末分支胰管的外分泌恶性肿瘤，较为罕见，占所有成人胰腺外分泌肿瘤的 1%~2%，占儿童肿瘤的 15%。发病年龄高峰为 60 岁，男性高于女性。可发生于胰腺各部位，以胰头较多。相较于导管腺癌，其特点为：①病灶呈圆形或类圆形，相对较大，平均直径 10~11cm，呈外生性生长，病灶较少伴胆总管及主胰管扩张，而胰腺导管腺癌多<2cm，且多呈乏血供；②病灶边界较清，可见线状强化的包膜，但大多又不完整，可局部侵犯邻近组织；③病程进展较导管腺癌稍缓慢。病灶内部实性为主，部分可见少许出血或囊性变。本例病灶形态类圆形、实性为主，内见少许液性暗区。符合胰腺腺泡细胞癌图像。需与 SPN 伴部分囊性变鉴别。

另附一例经穿刺活检（图 91-4）明确诊断为胰腺腺泡细胞癌的老年患者（70 岁），经化疗后，病灶明显缩小（图 91-5）。

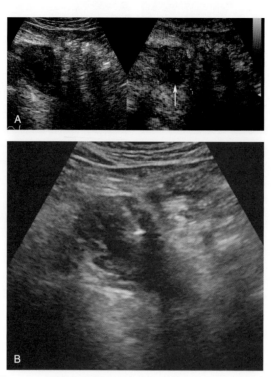

图 91-4　胰腺占位造影声声像图及超声引导下穿刺活检

A. CEUS 示胰腺体部囊实性病灶实性部分可见增强,囊性部分无
增强(箭头所示);B. 经皮胰腺穿刺活检,病理证实为腺泡细胞癌。

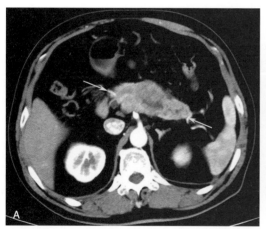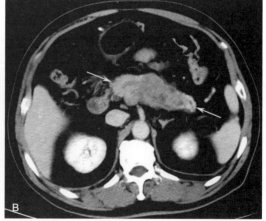

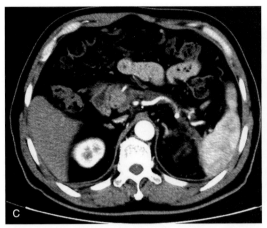
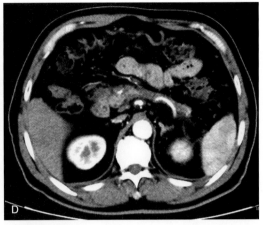

图 91-5　胰腺占位增强 CT
治疗前,胰腺体尾部占位(A、B,箭头所示);经化疗后,6 个月复查,病灶明显缩小(C、D)。

（成　超、蒋天安）

病例 92

【病史】男,59 岁,胰腺腺泡细胞癌术后 3 年余,近一周无明显诱因出现左上腹痛,有排便、排气,无发热。

【实验室检查】CEA、CA19-9、CA125、CA242、AFP 检测值均在正常范围。

【其他影像学检查】增强 CT 检查结果见图 92-1。

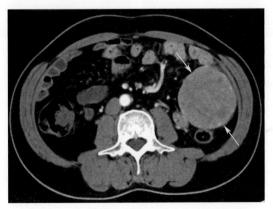

图 92-1　左侧腹部占位增强 CT 动脉期图像
腹腔内多发类圆形结节及团块影,较大者位于
左侧腹部(箭头所示),强化不均。

【超声表现】常规超声及 CEUS 检查结果见图 92-2。

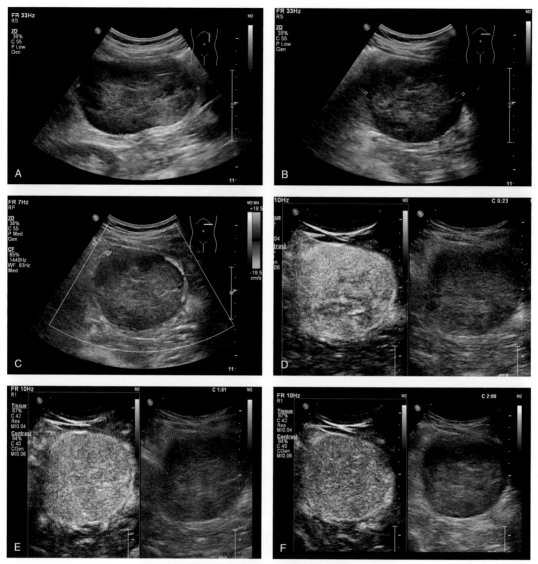

图 92-2　左上腹占位超声声像图

纵切面（A）及横切面（B）灰阶超声示左上腹见低回声，大小约 9.7cm×7.4cm×5.8cm，形态规则，边界清，内部回声欠均匀；横切面 CDFI（C）示周边环绕血流信号，内部见少许穿入血流信号；CEUS 动脉期（D）23 秒，病灶呈弥漫性高增强；CEUS 静脉期（E）61 秒，持续增强；CEUS 静脉期（F）120 秒，缓慢廓清，周边被膜呈环状增强。

【超声诊断】左上腹实性占位，结合病史考虑可能为恶性肿瘤。

【超声诊断依据】左上腹占位特征：实性，体积大，呈膨胀性生长，形态规则，边界清，向外突，CEUS 表现为动脉期弥漫性高增强，静脉期缓慢减退，周边被膜呈环状增强。

【推荐】建议超声引导下穿刺活检。

【最终诊断】患者行超声引导下穿刺活检后病理提示：结合病史及免疫组化，符合胰腺腺泡细胞癌，免疫组化结果：CgA（–），Ki-67（约 40%），Syn（–），β-catenin（膜 +）。

【点评】该患者既往有胰腺腺泡细胞癌病史，腹部 CT 提示腹腔有多发类圆形结节及团块影,且体积较大,故首先考虑复发,经超声引导下穿刺活检后明确为腺泡细胞癌复发。胰腺腺泡细胞癌是一种罕见的胰腺外分泌细胞肿瘤,起源于胰腺腺泡细胞,仅占原发性胰腺肿瘤的 1%~2%。相比胰腺导管腺癌,胰腺腺泡细胞癌起病年龄轻,常在 50 岁左右(胰腺导管腺癌常在 65 岁以上),恶性程度明显降低,肿瘤标志物升高不明显,且胰腺腺泡细胞癌体积常较大,直径往往在 5cm 以上,肿瘤界限清楚,呈膨胀性生长,可见包膜,对周围器官产生压迫性改变,而非浸润性改变,胰胆管不扩张,发生血管侵犯的概率较低。CT 和 MRI 增强扫描强化方式相似,可分为富血供和乏血供两种,多数呈乏血供,表现为渐进性轻度强化,体积较大病灶内部可见囊变坏死成分,边缘可见细线状强化环。有关胰腺腺泡细胞癌的超声造影相关报道较少,但总体与增强 CT 或 MRI 相似,本例患者 CEUS 虽表现为少见的富血供,但周边被膜可见明显的环状增强,且病灶呈膨胀性生长,结合患者的既往病史较容易作出诊断。因此对于肿瘤标志物升高不明显的巨大胰腺占位应当警惕胰腺腺泡细胞癌。

(梁 华、谭 莉)

病例 93

【病史】女,41 岁,外院 CT 检查发现胰腺及肝脏占位性病变,为进一步诊疗来院就诊。

【实验室检查】ALT 65U/L(7~40U/L),AST 69.9U/L(13.0~35.0U/L),LDH 282.4U/L(120.0~250.0U/L),HBDH 177.8U/L(59.0~126.4U/L),GGT 103U/L(7~45U/L),DBIL、IBIL、CA19-9、AFP、CEA、CA242 检测值均在正常范围。

【其他影像学检查】增强 CT 检查结果见图 93-1。

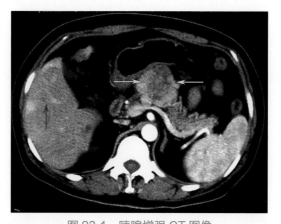

图 93-1 胰腺增强 CT 图像

胰体部肿物(黄色箭头所示)呈不均匀强化,其内可见片状低密度区,部分层面与胃小弯外膜面界限模糊;肝脏肿物(红色箭头所示)边缘强化,中心可见片状无强化坏死区。

【**超声表现**】常规超声检查结果见图 93-2。

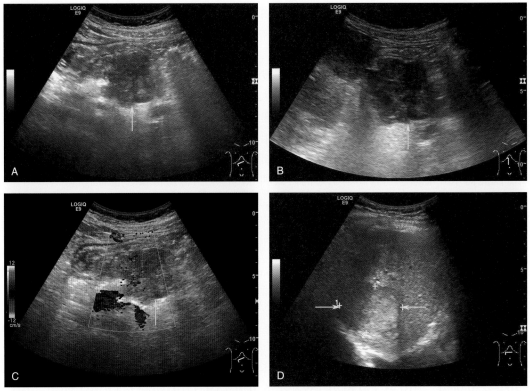

图 93-2　胰体部及肝脏占位超声声像图表现

横切面（A）及纵切面（B）灰阶超声示胰体部低回声肿物（箭头所示），大小约 5.2cm×4.7cm，呈分叶状，边界欠清，内回声欠均；横切面 CDFI（C）示病变内（箭头所示）探及点条状血流信号；肝肋下斜切面灰阶超声（D）示肝内多发大小不等低回声肿物，较大者位于右叶（箭头所示），约 5.2cm×3.8cm，形态尚规则，周边低回声晕。

【**超声诊断**】胰体部实性占位，考虑恶性肿瘤；肝内实性肿物，考虑转移瘤。

【**超声诊断依据**】胰体部占位特征：实性、分叶状、内回声不均，与周围结构界限欠清晰，病变内探及点条状血流信号；肝脏多发大小不等实性肿物，伴周边低回声晕，符合转移瘤表现。

【**推荐**】建议超声引导下穿刺活检。

【**最终诊断**】患者行肝脏肿物粗针穿刺活检，结合影像所见，穿刺病理提示：首先考虑胰腺腺泡细胞癌转移，建议胰腺活检明确诊断。

【**点评**】该患者 CT 检查发现胰腺和肝脏占位，已于外院行胰腺肿物穿刺活检，提示为胰腺 SPN。因考虑到胰腺 SPN 为低度恶性，肝转移的发生率较低，而肝占位的声像图表现支持转移瘤，为进一步明确诊断，行超声引导下肝占位穿刺活检，结果提示为胰腺腺泡细胞癌转移。胰腺腺泡细胞癌是一种较为少见的胰腺外分泌恶性肿瘤，好发于中老年患者，以男性居多，可出现在胰腺的任何部位，以胰头部最为多见，其次为胰体尾部，临床症状缺乏特异性，确诊时体积通常较大，且半数患者已发生转移。但该患者未遵医嘱，未对胰腺肿物行二次穿刺活检。

（胡志广、王　勇）

病例 94

【病史】男,56岁,1个月前因上腹痛就诊于外院,行腹部增强CT提示胰腺多发占位,倾向pNEN,为明确诊断来院就诊。

【实验室检查】血常规、CA19-9、CEA检测值均在正常范围。

【其他影像学检查】增强CT检查结果见图94-1。

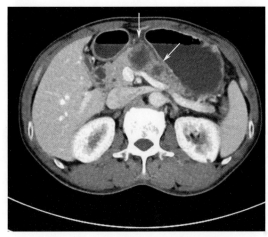

图94-1 胰腺增强CT动脉期图像
胰腺多发占位,较大者位于胰体部(箭头所示),
呈不均匀强化。

【超声表现】常规超声及CEUS检查结果见图94-2。

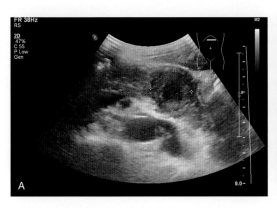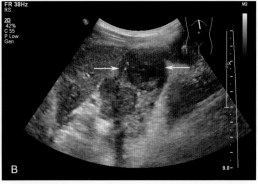

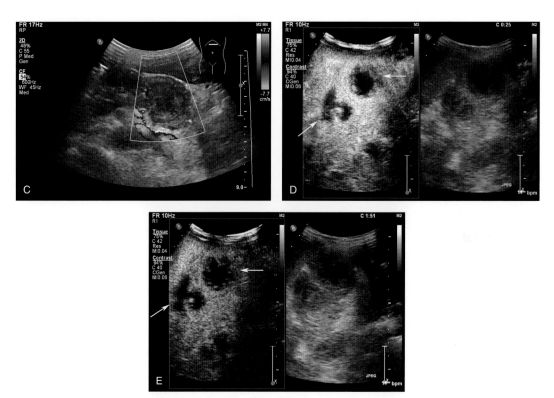

图 94-2　胰腺占位超声声像图

横切面(A)及纵切面(B)灰阶超声示胰腺内可见多个低回声,较大者(箭头所示)位于体尾交界处,大小约2.7cm×2.4cm×2.7cm,边界尚清,内部回声不均;横切面 CDFI(C)示病灶边缘见少许血流信号;CEUS 动脉期(D)病灶(箭头所示)环状稍低增强,中心未见明显增强;CEUS 静脉期(E)病灶快速减退,呈边界清晰的低增强区(箭头所示)。

【超声诊断】胰腺多发实性占位,恶性可能性大。

【超声诊断依据】胰腺多发占位特征:实性及囊实性、不均质回声,与周围结构界限清晰,CEUS 表现为病灶环状稍低增强,静脉期快速减退。

【推荐】建议超声引导下穿刺活检。

【最终诊断】患者行穿刺检查,病理结果显示:结合免疫组化,病变符合低分化癌。

【点评】该患者临床表现以上腹痛起病,影像学检查示胰腺多发实性占位,同时肿瘤标志物检测值均在正常范围,给诊断造成一定困难,需与 pNEN 鉴别。CEUS 检查能够为两者的鉴别提供一定的帮助。pNEN 由于其高度动脉化,在动脉期常表现为高增强。而典型胰腺癌表现为动脉期低增强,部分病例表现为动脉期等增强,静脉期快速减退。此病例的CEUS 表现更倾向胰腺癌。同时,胰腺癌虽然以单发为主,但仍有 20% 可表现为多发。在这种影像学表现出现分歧的情况下,病理学检查提供了可靠的依据。

(贾琬莹、张　璟)

病例 95

【病史】女,34 岁,上腹不适 6 月余,近期加重,伴排气排便减少,在外院行腹部增强 CT,结果显示肠系膜区多发软组织肿块,不全肠梗阻。外院保守治疗后肠梗阻症状缓解,为明确诊断来院就诊。

【实验室检查】Hb 101g/L(110~150g/L),CA125 61.0U/ml(≤35.0U/ml),NSE 36.3ng/ml(≤16.3ng/ml),CA242、AFP、CA19-9、CEA、CA15-3、SCC-Ag、ProGRP、AMY、ALT、GGT、TBIL、DBIL 检测值均在正常范围。

【其他影像学检查】PET/CT 检查结果见图 95-1。增强 CT 检查结果见图 95-2。

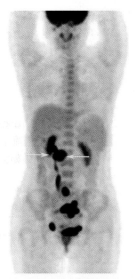

图 95-1　躯干 PET/CT 图像

胰腺钩突下方放射性摄取增高肿块(箭头所示),SUVmax 22.3,肠系膜上多发放射性摄取增高淋巴结,均考虑恶性病变。

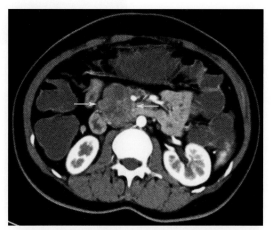

图 95-2　胰腺增强 CT 动脉期图像

胰腺钩突下方软组织密度肿块(箭头所示),密度不均匀,内见囊性灶,增强扫描不均匀强化。

【超声表现】常规超声及 CEUS 检查结果见图 95-3。

【超声诊断】胰腺钩突部下方囊实性占位,考虑恶性病变可能性大。

【超声诊断依据】胰头区占位特征:不均质回声,形态欠规则,肿物生长包绕血管,CEUS 表现为肿物壁上团块样轻度增强,静脉期廓清。

【推荐】建议超声引导下穿刺活检。

【最终诊断】患者于超声引导下,行组织学活检(18G 组织活检针),病理结果:坏死物及穿刺纤维组织内可见异型细胞浸润,未分化癌可能性大。

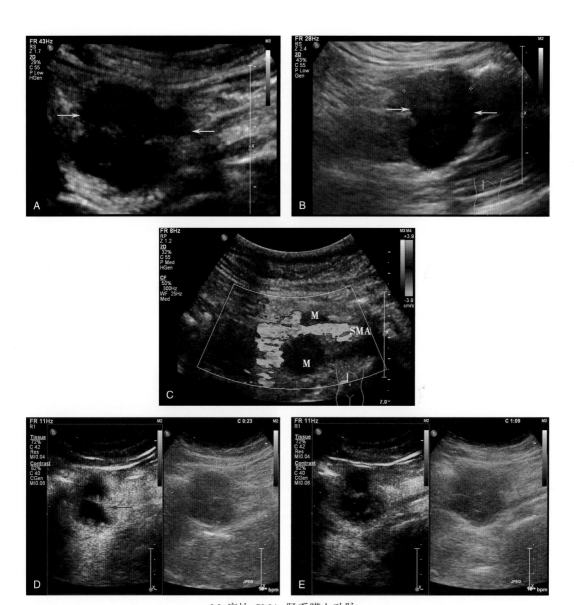

M. 病灶；SMA. 肠系膜上动脉。

图 95-3 胰腺占位超声声像图

横切面（A）及纵切面（B）灰阶超声示胰腺钩突部下方低 - 无回声（箭头所示），大小约 2.7cm×3.7cm× 4.1cm，形态不规则，边界尚清晰；纵切面 CDFI（C）示病灶与肠系膜上动脉关系密切，内见动脉型条状血流信号，起自肠系膜上动脉；CEUS 动脉期（D）示壁上可见团块样轻度增强（箭头所示），中心区域呈无增强；CEUS 静脉期（E）示快速减退，呈边界欠清晰的低增强。

【点评】胰腺未分化癌是一种罕见的胰腺恶性肿瘤，恶性程度极高，生长及远处转移快。虽然该类肿物影像学表现特异性不强，术前诊断困难，但本例患者考虑胰腺囊实性占位，肿物壁上团块样增强伴快速廓清，诊断时应考虑恶性或至少具有恶性潜能可能性较大；结合肠系膜淋巴结转移表现，不难作出恶性诊断。

（陈雪琪、孝梦甦）

病例 96

【病史】女,66岁,1个月前因黄疸、腹痛就诊,发现胰腺占位,为进一步诊治来院就诊。

【实验室检查】TBIL 700.0μmol/L(3.4~19.0μmol/L),DBIL、CA19-9、CEA 检测值均在正常范围。

【其他影像学检查】无。

【超声表现】常规超声及 CEUS 检查结果见图 96-1。

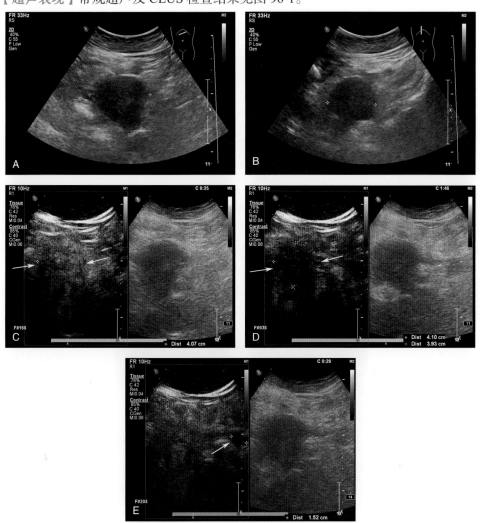

图 96-1　胰腺占位超声声像图

横切面(A)及纵切面(B)灰阶超声示胰腺颈部见低回声,大小约 5.4cm×4.3cm×5.1cm,边界欠清;CEUS 动脉期(C)可见病灶(箭头所示)呈均匀等增强;CEUS 静脉期(D)示快速减退,呈边界欠清晰的低增强(箭头所示);胰腺体尾部见混合回声(E,箭头所示),CEUS 全程未见增强。

【超声诊断】胰腺头颈部实性占位,恶性可能性大;胰腺体尾部囊性肿物,潴留性囊肿不除外。

【超声诊断依据】胰腺头颈部占位特征:实性、不均质回声,与周围结构界限欠清晰,CEUS表现为与周围胰腺实质呈等增强及快速减退。胰腺体尾部囊实性肿物全程未见明显增强。

【推荐】建议超声引导下穿刺活检。

【最终诊断】患者行穿刺诊断,结果显示:结合免疫组化,考虑为胰腺腺鳞癌。

【点评】胰腺腺鳞癌为胰腺导管腺癌的变异型之一,占胰腺癌的1%~4%,病理上肿瘤可同时表现出不同比例的腺癌与鳞癌成分。腺鳞癌和导管腺癌临床表现相近,两者难以区分。腺鳞癌的预后较导管腺癌更差,其对放疗敏感。在影像学检查中,腺鳞癌和导管腺癌相比较暂时未发现明显的特征性改变,由于腺鳞癌的发病率较低,其CEUS特征仍有待于进一步挖掘。部分文献显示,腺鳞癌的特点为胰腺巨大浸润性生长的肿块,肿瘤富含血管,在原发灶可有囊肿形成,与本病例特征相符。

(贾琬莹、张 璟)

病例97

【病史】女,63岁,1个月前因"上腹部不适"就诊,行CT检查提示"胰体占位",为明确诊断来院就诊。自起病以来伴有食欲减退、早饱、中上腹部及背部隐痛不适症状,体重下降约4kg。余无特殊相关病史。

【实验室检查】ALT、TBIL、DBIL、AMY、LIP、CA19-9、CEA检测值均在正常范围。

【其他影像学检查】增强CT检查结果见图97-1。PET/CT检查提示胰腺体部存在代谢异常增高肿物,大小约为4.5cm×3.5cm,考虑胰腺癌可能性大。

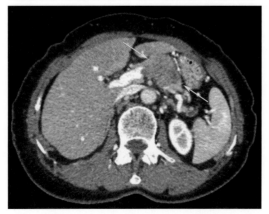

图97-1 胰腺增强CT动脉期图像
胰体尾区占位(箭头所示)呈不均匀增强。

【超声表现】常规超声及 CEUS 检查结果见图 97-2。

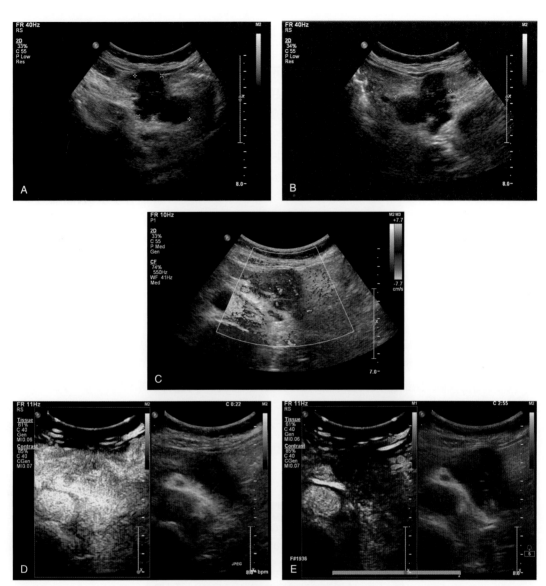

图 97-2　胰腺占位超声声像图

横切面（A）及纵切面（B）灰阶超声示胰腺体尾部见低回声，大小约 3.5cm×4.4cm×2.9cm，边界欠清，形态欠规则，内回声不均，可见少许无回声区；横切面 CDFI（C）示其后方脾静脉内未见明确血流，而肿块内见较丰富的血流信号；CEUS 动脉期（D）显示上述病变向心性等增强；CEUS 静脉期（E）显示缓慢减退，呈边界欠清晰的低增强。

【超声诊断】胰腺体尾部实性为主占位，恶性可能性大。

【超声诊断依据】胰体尾部占位特征：实性为主低回声，与周围结构分界不清，呈浸润性生长，与周边大血管关系密切，肿块血供较为丰富；CEUS 表现为与周围胰腺实质呈向心性等增强，缓慢减退。

【推荐】建议超声引导下穿刺活检。

【最终诊断】患者行穿刺诊断,病理结果显示:梭形细胞肿瘤,考虑为恶性孤立性纤维性肿瘤。患者后续于外院行手术治疗,结合免疫组化病理诊断为胰体尾富于血管的梭形细胞肉瘤样肿瘤,符合高度恶性的癌肉瘤,侵犯胰腺周围脂肪及大血管,可见脉管瘤栓及神经累及。

【点评】该患者为老年女性,起病隐匿、病程相对较短,消化系统症状为主,伴腹部至背部不适,且进行性消瘦,考虑恶性风险高,胰腺癌及壶腹周围癌均为常见的胰腺区恶性肿瘤;患者无肿瘤标志物及胆红素升高、转移、复发等病程反复的恶性肿瘤征象,壶腹周围癌可能性不大,仍需与胰腺及壶腹部其他占位性病变相鉴别,如低度恶性的胰腺实性假乳头状瘤等;CEUS 的向心性增强及缓慢减退提示恶性病变可能,同时增强 CT 及 PET/CT 亦支持恶性占位的诊断,而病理金标准最终明确诊断。

(李京璘、谭 莉)

病例 98

【病史】女,48 岁,2 个月前无明显诱因间断出现进食后腹胀,休息后自行缓解,伴呃逆、早饱,1 个月前出现上腹部隐痛,变动体位时易诱发,与进食、休息无关,无放射痛,外院增强 CT 提示"左上部胰尾部巨大占位",为明确诊断来院就诊。起病以来体重下降约 2.5kg,余无特殊相关病史。

【实验室检查】ALT、GGT、TBIL、DBIL、CA19-9 检测值均在正常范围。

【其他影像学检查】PET/CT 提示胰尾部巨大占位,SUVmax 为 8.4,考虑恶性可能性大。增强 CT 检查结果见图 98-1。

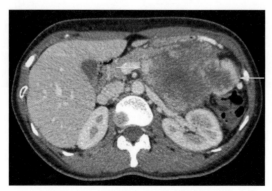

图 98-1 胰腺增强 CT 动脉期图像
胰尾区巨大占位(箭头所示)呈不均匀结节样强化,边缘强化明显。

【超声表现】常规超声及 CEUS 检查结果见图 98-2。

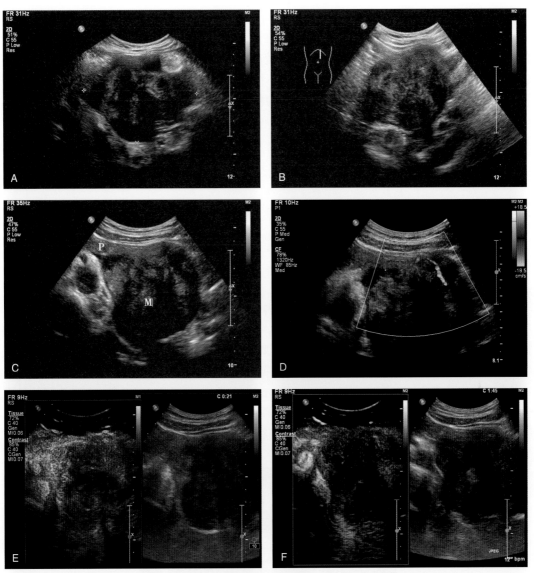

M. 病灶；P. 胰腺。

图 98-2　胰腺占位超声声像图

横切面（A）及纵切面（B）灰阶超声，胰尾区见低回声，7.1cm×10.3cm×8.1cm，呈分叶状，边界尚清，内回声不均；病灶位于胰尾背侧，彼此分界不清（C）；横切面 CDFI（D）示病灶内可见于前方来源的较丰富条形血流信号；CEUS 动脉期（E）显示上述病灶向心性轻度增强；CEUS 静脉期（F）显示逐步减退，呈边界清晰的低增强。

【超声诊断】胰尾区实性占位，恶性可能。

【超声诊断依据】胰尾区占位特征：实性、不均质回声，分叶状，与周围结构界限尚清晰，体积较大，呈膨胀性生长，CEUS 表现为轻度向心性增强，逐步减退为低增强。

【推荐】建议手术后结合病理明确诊断。

【最终诊断】患者于本院行"开腹探查"术，术中暴露胰腺头颈部质地正常，胰尾部可见约 10cm 的实性肿物，似与结肠脾曲及后腹膜粘连紧密。术后病理提示后腹膜肉瘤，结合免疫组化,符合低级别去分化脂肪肉瘤,侵及胰周脂肪组织及胰腺实质等。

【点评】该患者为中年女性,慢性病程,临床表现为消化系统压迫症状,并逐渐加重,影像学检查提示病变体积巨大,考虑恶性风险较高;结合患者年龄、病变位置、形态、大小及实验室检查等因素,该肿物与胰腺癌典型特征不符;病变囊性成分较少,与胰腺 SPN 典型表现不符;CEUS 的轻度向心性增强及逐步减退为低增强提示病变恶性可能性大。但由于该病变体积巨大,产生明显的挤压效应,应考虑到腹膜后来源或同侧肾上腺来源肿物,于术中探查并结合病理金标准可明确诊断。

(李京璘、谭 莉)

病例 99

【病史】男,18 岁,影像学检查发现胰腺占位 3 年余,无明显自觉症状及临床体征,未行特殊治疗。后多次复查提示胰腺富血供结节,考虑 pNEN 可能。既往行基因检测示 *VHL* 基因致病性突变,行"双侧肾上腺嗜铬细胞瘤切除术"及"右眼视网膜血管瘤气凝术",后复查"右侧肾上腺嗜铬细胞瘤"复发。无家族遗传病病史。

【实验室检查】NSE 17.1ng/ml(≤ 16.3ng/ml),血常规、肝功能、肾功能、血脂检测值均在正常范围。

【其他影像学检查】增强 CT 检查结果见图 99-1。

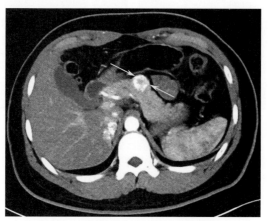

图 99-1　胰腺增强 CT 动脉期图像
胰体部占位(箭头所示)呈均匀明显强化。

【超声表现】常规超声及 CEUS 检查结果见图 99-2。

【超声诊断】胰腺实性占位,可能为 pNEN。

【超声诊断依据】胰腺占位特征:实性,形态规则,边界清,向外突,CEUS 表现为动脉期快速增强,静脉期缓慢减退,呈持续高增强。

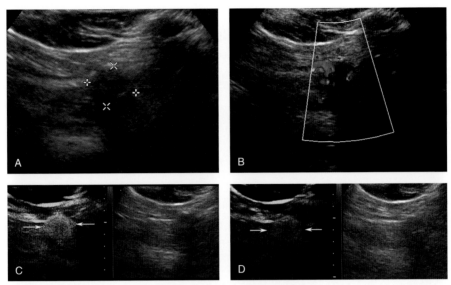

图 99-2 胰腺占位超声声像图

A. 灰阶超声示胰体部见低回声,大小约 2.5cm×2.0cm,内回声均匀,形态规则,边界清,向外凸;B. CDFI 示占位内见丰富血流信号;C. CEUS 示病灶(箭头所示)动脉期呈快速高增强;D. CEUS 示病灶(箭头所示)静脉期缓慢减退,呈持续高增强。

【推荐】患者目前胰腺疾病方面较为稳定,宜治疗肾上腺占位后,再行治疗胰腺相关疾病。

【最终诊断】临床诊断为 pNEN 可能性大。中国对于冯·希佩尔 - 林道病(von Hippel-Lindau diease,VHL 病)诊治的专家共识中提出,临床诊断标准为:①有明确家族史,存在血管母细胞瘤(中枢神经系统或视网膜)、肾癌、嗜铬细胞瘤、胰腺多发囊肿或 pNEN 以及内淋巴囊肿瘤七种肿瘤之一即可诊断;②无家族史,患者出现至少两种血管母细胞瘤或一个血管母细胞瘤加上述七种肿瘤之一即可诊断。根据有无嗜铬细胞瘤临床分为两型:① Ⅰ 型,血管母细胞瘤及肾癌高发,无嗜铬细胞瘤,该型患者基因突变常导致 VHL 蛋白功能完全缺失;② Ⅱ 型:存在嗜铬细胞瘤,该型仅导致 VHL 蛋白单个氨基酸的改变。基因诊断是 VHL 病诊断的金标准,该患者行基因检测 VHL 病诊断明确,且患者病史、症状及体征均符合 VHL 病。胰腺病变方面,影像学检查多次提示胰腺富血供结节,病变呈高灌注,生长抑素受体显像示上腹部(相当于胰体部)生长抑素受体高表达病变,查血示 NSE 升高,因此胰腺占位考虑 pNEN 可能性大。

【点评】VHL 病是一组临床上较为罕见的多发性、家族性,累及多系统、多脏器的良恶性肿瘤综合征。其是由 *VHL* 基因突变引起的家族性肿瘤综合征,可累及的主要器官有脑、脊髓、视网膜、肾脏、肾上腺、胰腺或者附睾等。VHL 病患者中约 60% 合并胰腺病变,以胰腺囊性病变最常见,合并 pNEN 约 15%。pNEN 来源于胰腺内分泌细胞,具有恶性潜能,伴发 VHL 病的 pNEN 患者与散发型 pNEN 临床表现及生物学特点都存在不同,伴发 VHL 病的 pNEN 患者发病年龄小,且更多表现为多发病灶,生长缓慢,恶性潜能低于散发型,预后较好,病灶多为无功能性的实性病灶且血供丰富,故于 CEUS 及 CT 增强检查时显著增强。

（梁 华、吕 珂）

推荐阅读资料

北京医学会罕见病分会. 中国 von Hippel-Lin-dau 病诊治专家共识［J］. 中华医学杂志，2018，98（28）：2220-2224.

病例 100

【病史】男，31 岁，血压升高 10 余年，腹痛 1 月余。影像学提示胰腺多发囊肿，右肾上腺高强化占位（嗜铬细胞瘤可能），左肾实质占位（小肾癌可能），双肾多发囊肿，双侧附睾头囊肿。家族中父亲小脑血管母细胞瘤，多名亲属因"脑部"疾病去世。

【实验室检查】血常规、AMY、LIP、HbA1c、Glu、CA19-9 检测值均在正常范围。

【其他影像学检查】MRI 检查结果见图 100-1。

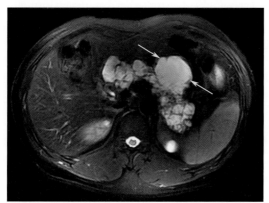

图 100-1　胰腺 MRI 图像

胰腺多发囊性病变，病变内隐约可见分隔，较大者 4.1cm×4.6cm（箭头所示）。

【超声表现】常规超声检查结果见图 100-2。

【超声诊断】胰腺多发囊性占位，囊腺瘤或囊肿不除外。

【超声诊断依据】胰腺占位特征：囊性，无回声，边界清，CDFI 示未见明确血流信号。

【推荐】建议复查，密切随诊。

【最终诊断】患者 20 岁前发现持续性高血压，不伴发作性症状。1 个月前因腹痛行影像学检查发现多发肿瘤，包括胰腺多发囊肿，右肾上腺高强化占位（嗜铬细胞瘤可能），左肾实质占位（小肾癌可能），双肾多发囊肿，双侧附睾头囊肿。家族史方面，父亲因小脑血管母细胞瘤去世，合并视力下降。后患者行 VHL 基因检测示 VHL（+）。患者具有典型的 VHL 病的临床表现及基因突变，诊断 VHL 病明确。

【点评】VHL 病患者中约 60% 合并胰腺病变，可表现为单纯囊肿、SCN 和 pNEN，其中胰腺单纯囊肿最常见，约占 70%，囊肿一般为多发，大小不等，弥漫分布于整个胰腺。超声表现以整个胰腺充满大小不等的无回声区最具特征性，增强扫描时病灶呈多发无强化的囊性病灶,呈"蜂窝状",胰管一般无扩张。单纯性囊肿和 SCN 在影像学上难以区分,但二者一般均无恶变倾向,在处理上也相似,如果无压迫症状、不影响胰腺的内外分泌功能时,无须手术处理,但需要随诊观察和评估。

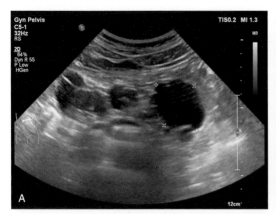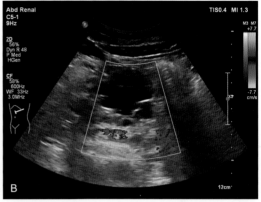

图 100-2　胰腺占位超声声像图
A. 灰阶超声示胰腺正常结构消失,胰腺区域可见数个大小不等的无回声区,
较大者 4.5cm×4.0cm×3.7cm,形态欠规则,边界清;B. CDFI 示未见明确血流信号。

(梁　华、吕　珂)

缩略词表

A

ACC	acinar cell carcinoma	腺泡细胞癌
AFP	alpha fetoprotein	甲胎蛋白
ALT	alanine aminotransferase	丙氨酸转氨酶
AMY	amylase	淀粉酶
AST	aspartate aminotransferase	天冬氨酸转氨酶

B

| BL | Burkitt lymphoma | 伯基特淋巴瘤 |

C

CA125	carbohydrate antigen 125	糖类抗原 125
CA19-9	carbohydrate antigen 19-9	糖类抗原 19-9
CA72-4	carbohydrate antigen 72-4	糖类抗原 72-4
CDFI	color Doppler flow imaging	彩色多普勒血流成像
CEA	carcinoembryonic antigen	癌胚抗原
CE-EUS	contrast-enhanced endoscopic ultrasonography	造影增强超声内镜检查术
CEUS	contrast-enhanced ultrasound	超声造影
CRP	C reactive protein	C 反应蛋白
CT	computed tomography	计算机体层成像

D

DBIL	total bilirubin	结合胆红素
DSA	digital subtraction angiography	数字减影血管造影
DWI	diffusion weighted imaging	弥散加权成像

E

ERCP	endoscopic retrograde cholangiopancreatography	内镜逆行胰胆管造影
EUS	endoscopic ultrasonography	超声内镜检查术
EUS-FNA	endoscopic ultrasound-guided fine needle aspiration	超声内镜引导细针穿刺抽吸术

F

FAPI	fibroblast activation protein inhibitor	成纤维细胞活化蛋白抑制剂
FDG	fludeoxyglucose	氟代脱氧葡萄糖
FNA	fine needle aspiration	细针穿刺抽吸

G

GGT	γ-glutamyl transpeptidase	谷氨酰转移酶
Glu	blood glucose	血糖

H

Hb	hemoglobin	血红蛋白
HBDH	hydroxybutyrate dehydrogenase	羟丁酸脱氢酶
HCG	human chorionic gonadotropin	人绒毛膜促性腺激素
HPF	high power field	高倍镜视野

I

IBIL	indirect bilirubin	非结合胆红素
IgG4	immunoglobulin G4	免疫球蛋白 G 亚型 4
IPMN	intraductal papillary mucinous neoplasm	导管内乳头状黏液性肿瘤

L

LDH	lactic dehydrogenase	乳酸脱氢酶
LIP	lipase	脂肪酶

M

MCN	mucinous cystic neoplasm	黏液性囊性肿瘤
MDT	multi-disciplinary treatment	多学科会诊
MRCP	magnetic resonance cholangiopancreatography	磁共振胰胆管成像
MRI	magnetic resonance imaging	磁共振成像

N

NEUT	neutrophilic granulocyte	中性粒细胞
NSE	neuron specific enolase	神经元特异性烯醇化酶

O

OGTT	oral glucose tolerance test	口服葡萄糖耐量试验

P

PAB	prealbumin	前白蛋白
PET/CT	positron emission tomography and computed tomography	正电子发射计算机断层显像
pNEN	pancreatic neuroendocrine neoplasm	胰腺神经内分泌肿瘤
ProGRP	pro-gastrin-releasing peptide	胃泌素释放肽前体

S		
SCC-Ag	squamous cell carcinoma antigen	鳞状细胞癌抗原
SCN	serous cystic neoplasm	浆液性囊性肿瘤
SPN	solid pseudopapillary neoplasm	实性假乳头状瘤
SPECT/CT	singlephoton emission computed tomography and computed tomography	单光子发射计算机断层成像
SUV	standardized uptake value	标准化摄取值
T		
TBIL	total bilirubin	总胆红素
TCT	thin-prep cytology test	液基薄层细胞学检查
U		
UA	uric acid	尿酸
W		
WBC	white blood cell	白细胞

诊断名称	病例序号	页码
Von Hippel-Lin-dau 综合征	99,100	172,174
低级别去分化脂肪肉瘤侵及胰腺	98	170
多灶性胰腺浆液性囊性肿瘤	33	53
环状胰腺	3,4	3,4
急性淋巴细胞白血病累及胰腺	90	153
急性轻型胰腺炎	6	6
急性重症胰腺炎	7	7
慢性胰腺炎	12,13,14,15,17	15,16,17,18,22
胎儿环状胰腺	2	2
胰母细胞瘤	82,83,84	140,142,143
胰腺癌肉瘤	97	168
胰腺导管内乳头状黏液性肿瘤	36,37,38	57,59,60
胰腺导管腺癌	57,58,59,60,61,62,63,64,65,66,67,68,69,70,71,72,73,74,75,76,77	91,92,94,97,98,100,102,104,105,108,110,112,114,115,117,119,122,123,126,128,130
胰腺低分化癌	94	163
胰腺断裂	5	5
胰腺非特异性炎性改变	9,10,11	9,11,13
胰腺孤立性纤维性肿瘤	56	89
胰腺假性囊肿内引流	16	20
胰腺浆液性囊腺瘤	29,30,31,32	46,47,49,51
胰腺淋巴瘤	86,87,88,89	146,148,149,151
胰腺淋巴上皮囊肿	26,27	41,42
胰腺内副脾	54	85
胰腺黏液性囊腺瘤	34,35	54,56
胰腺神经母细胞瘤	85	145

诊断名称	病例序号	页码
胰腺神经内分泌瘤	46,47,48,49,50,51,52,53	72,73,75,76,78,79,81,83
胰腺实性假乳头状瘤	39,40,41,42,43,44,45	61,62,64,65,67,68,70
胰腺未分化癌	95	165
胰腺腺鳞癌	79,96	134,167
胰腺腺泡细胞癌	91,92,93	155,159,161
胰腺脂肪瘤	55	87
胰腺潴留性囊肿	28	44
胰腺转移瘤	78,80,81	133,136,138
异位胰腺	1	1
重症坏死性胰腺炎	8	8
自身免疫性胰腺炎	18,19,20,21,22,23,24,25	23,25,27,28,30,31,34,38